D1720208

Jochen M. Gleditsch

Mundakupunktur

Ein Schlüssel zum Verständnis regulativer Funktionssysteme

8., vollständig überarbeitete Auflage

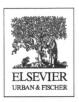

URBAN & FISCHER
München · Jena

Zuschriften und Kritik an:
Elsevier GmbH, Urban & Fischer Verlag, Lektorat Komplementäre und Integrative Medizin,
Karlstraße 45, 80333 München

Wichtiger Hinweis für den Benutzer
Die Erkenntnisse in der Medizin unterliegen laufendem Wandel durch Forschung und klinische Erfahrungen. Herausgeber und Autoren dieses Werkes haben große Sorgfalt darauf verwendet, dass die in diesem Werk gemachten therapeutischen Angaben (insbesondere hinsichtlich Indikation, Dosierung und unerwünschten Wirkungen) dem derzeitigen Wissensstand entsprechen. Das entbindet den Nutzer dieses Werkes aber nicht von der Verpflichtung, anhand der Beipackzettel zu verschreibender Präparate zu überprüfen, ob die dort gemachten Angaben von denen in diesem Buch abweichen und seine Verordnung in eigener Verantwortung zu treffen.

Wie allgemein üblich wurden Warenzeichen bzw. Namen (z.B. bei Pharmapräparaten) nicht besonders gekennzeichnet.

Bibliografische Information Der Deutschen Bibliothek
Die Deutsche Bibliothek verzeichnet diese Publikation in der Deutschen Nationalbibliografie; detaillierte bibliografische Daten sind im Internet unter http://dnb.ddb.de abrufbar.

Alle Rechte vorbehalten
8. Auflage 2005
© Elsevier GmbH, München
Der Urban & Fischer Verlag ist ein Imprint der Elsevier GmbH.

05   06   07   08   09   5 4 3 2 1

Der Verlag hat sich bemüht, sämtliche Rechteinhaber von Abbildungen zu ermitteln. Sollte dem Verlag gegenüber dennoch der Nachweis der Rechtsinhaberschaft geführt werden, wird das branchenübliche Honorar gezahlt.
Das Werk einschließlich aller seiner Teile ist urheberrechtlich geschützt. Jede Verwertung außerhalb der engen Grenzen des Urheberrechtsgesetzes ist ohne Zustimmung des Verlages unzulässig und strafbar. Das gilt insbesondere für Vervielfältigungen, Übersetzungen, Mikroverfilmungen und die Einspeicherung und Verarbeitung in elektronischen Systemen.
Um den Textfluss nicht zu stören, wurde bei Patienten und Berufsbezeichnungen die grammatikalisch maskuline Form gewählt. Selbstverständlich sind in diesen Fällen immer Frauen und Männer gemeint.

Planung und Lektorat: Christl Kiener
Redaktion: Christl Kiener
Herstellung: Nicole Ballweg und Kadja Gericke
Satz: Proprint Kadja Gericke, Arnstorf
Druck und Bindung: LegoPrint S.p.A., Lavis
Zeichnungen: Henriette Rintelen, Velbert; Gerda Raichle, Ulm
Umschlaggestaltung: SpieszDesign, Neu-Ulm

ISBN 3-437-55291-0

Aktuelle Informationen finden Sie im Internet unter **www.elsevier.com** und **www.elsevier.de**

Vorwort

Nach 25 Jahren präsentiert diese 8. Auflage der *Mundakupunktur* eine völlige Über-
arbeitung und damit viel Neues. Und doch ist die Grundidee die alte geblieben:
nämlich der Weg – der Schlüssel – zum Verständnis funktioneller Systeme. Für
mich selbst erschloss sich hier von Anfang an eine ganz neue Sichtweise, die sich
nicht allein aus der Begegnung mit der chinesischen Medizin-Tradition, sondern
ebenso aus den Notwendigkeiten – den Nöten – des Praxisalltags des westlichen
Arztes ergab: Manche der herkömmlichen und über Jahrzehnte geübten Therapiekonzepte gehen seit Jahren nicht mehr so auf wie früher; ohne ein funktionelles
Verständnis bleiben viele der uns heute herausfordernden Krankheitsbilder und
Befindensstörungen nicht adäquat erfasst und beantwortet, weder in ihrer Ätiologie noch in der Therapie.

Durch die Entdeckung und Aufschlüsselung der neuen Akupunktur-Mikro-
systeme sehe ich den Weg gebahnt hin zu einer kybernetisch-informativen Medizin. Im Verhältnis zur Jahrtausende alten TCM mag diese neue westliche Akupunktur noch in den Kinderschuhen stecken. Doch bringt das unmittelbare
Erfahren und Erleben funktioneller Zusammenhänge und Wechselwirkungen
automatisch eine Öffnung und Neuorientierung in der Medizin: Das Neue und
damit auch Faszinierende, das es zu entschlüsseln gilt, liegt nicht allein in den
wissenschaftlichen Durchbrüchen z. B. der Biochemie; ebenso bedeutsam ist m. E.
die verborgene Pionierleistung von manch einem Therapeuten, Arzt oder Zahnarzt, der mutig neue Wege der Krankheitsbewältigung sucht und erprobt.

Eben dieses Engagement möchte das vorliegende Buch anregen, zumal ich in
den vergangenen 25 Jahren überraschend und erfreulich viele Bestätigungen mei-
ner Mundakupunktur-Erkenntnisse erhielt.

Mein Dank gilt darum all den Kolleginnen und Kollegen, die meine Erfahrun-
gen aufgegriffen und weitergeführt haben. Ebenso gilt mein Dank dem Verlag
Urban & Fischer/Elsevier und hier speziell Frau Christl Kiener, die mich zur
Neuauflage motiviert und dabei unterstützt haben.

Baierbrunn, im Oktober 2004   Jochen M. Gleditsch

Inhaltsverzeichnis

II   Praxis

III Spezielle Indikationsgebiete

I Grundlagen

1 Die Anfänge der Mundakupunktur

In den letzten Jahrzehnten ist die Körperakupunktur der traditionellen chinesischen Medizin im Westen durch eine Reihe weiterer Akupunktursysteme ergänzt worden. Diese beruhen auf der neueren Erkenntnis, dass der Organismus mit der Vielzahl seiner Funktionen und Organe auf umgrenzten Körperpartien kartographisch dargestellt ist nach Art einer Holographie.

1.1 Das Phänomen der Somatotopie

Das Phänomen solcher Projektionsfelder, von denen aus diagnostische Rückschlüsse und therapeutische Einwirkungen auf innere Funktionen möglich sind, wird als **Somatotopie** oder – heute bevorzugt – als **Akupunktur-Mikrosystem** bezeichnet. Die Vielzahl der bisher ermittelten Mikro-Aku-Punkt-Systeme (MAPS), z. B. auf der Ohrmuschel, der äußeren und inneren Nase, den Handflächen und Fußsohlen, legt den Schluss nahe, dass hier ein wesentliches Prinzip der biologischen Organisation und Ordnung sichtbar wird, nämlich die holographische Widerspiegelung und Präsenz des Ganzen in jedem seiner Teile, wie wir es beispielsweise von den Hauptinformationsträgern, den Genen, her kennen.

In dem uralten asiatischen Wissen um die Analogien makro- und mikrokosmischer Gesetzmäßigkeiten und Ordnungen, um die Wechselwirkungen zwischen Innen und Außen, war dieses Prinzip bereits erkannt. Die Entdeckung der Somatotopien fällt mit dem Zeitpunkt zusammen, in dem unser technisch-physikalisches Weltbild immer mehr von der Kybernetik geprägt wird und die moderne, subatomare Physik die gegenseitige Durchdringung aller Teile zu erkennen beginnt.

Die moderne Medizin steht heute vor der Aufgabe, den physikalisch-kybernetischen Aspekt der Somatotopien als perfekte Kommunikations- und Informationssysteme des Organismus zu erkennen und nutzen zu lernen.

▓ Derartige **topographisch differenzierbare Punktsysteme** sind auch auf anderen begrenzten Körperpartien entdeckt und aufgeschlüsselt worden:

▓ Die auf der Ohrmuschel dargestellte Projektion des Organismus in Form eines auf den Kopf gestellten Embryos bietet das bekannteste Beispiel. Nogier und seinen Schülern verdanken wir die wissenschaftliche Erforschung dieser Ohrmuschel-Somatotopie, die die Basis für die Auriculodiagnostik und -therapie darstellt.

▓ Darüber hinaus sind mit der Schädel- und Handakupunktur weitere Sonderformen der Akupunktur bekannt geworden.

▓ Auch die als Reflexzonen charakterisierten Wechselbeziehungen der Nasenschleimhäute und der Fußsohlen dürften den Somatotopien zuzurechnen sein.

1.2   Die Entdeckung der Mundakupunktur

Es hat sich gezeigt, dass auch die **Mundschleimhaut** ein System von Punkten birgt, von denen aus therapeutische Einwirkungen auf die verschiedensten Organe und Funktionen des Organismus möglich sind. In der traditionellen chinesischen Akupunktur waren lediglich zwei in der Medianlinie gelegene Mundschleimhaut-Akupunkturpunkte bekannt. Die neu ermittelten Mundakupunkturpunkte haben erkennen lassen, dass auch die Mundschleimhaut von einem Netz von Akupunkturpunkten überzogen ist, das in seiner Gesamtheit eine Mehrfach-Somatotopie darstellt (Abb. 1).

Das Mikrosystem der Mundhöhle hat sich als ein vorrangiges Therapieareal erwiesen, das inzwischen seit 30 Jahren erprobt ist. In diesem Zeitraum sind die Indikationen dank der Anwendung durch viele Therapeuten bestätigt, aber auch erweitert und an manchen Stellen korrigiert worden.

Die Mundakupunktur ist auf einer jahrzehntelangen Erfahrungszeit begründet. Zur Zeit der Erstpublikation (1979) umfasste die Dokumentation bereits mehr als 400 Patienten, bei denen verschiedenste Erkrankungen des Hals-Nasen-Ohren-Gebiets, insbesondere Sinusitiden, Tonsillitiden, Neuralgien, Otalgien und Zephalgien, durch Injektionen an spezifischen Mundpunkten behandelt und auf einfache und schnelle Weise gebessert bzw. behoben worden waren.

Erstaunlicherweise häuften sich immer mehr die Fälle, bei denen nicht nur Krankheiten des Kopfgebietes, sondern auch andere Beschwerden, die dem Arzt nicht berichtet und daher nicht in die Behandlung einbezogen worden waren, beeinflusst wurden. So berichteten manche Patienten, dass sich ihre Verdauungsbeschwerden, ihre Obstipation, ihre Gastritis, und andere wiederum, dass

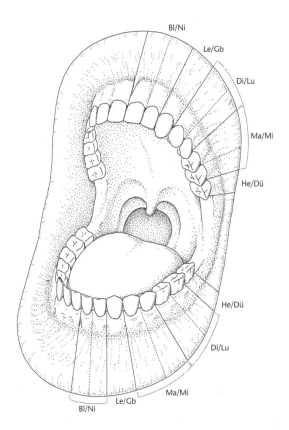

Abb. 1 *Repräsentation der Akupunkturmeridiane in der Mundhöhle. Im Vestibulum findet sich eine Vierfachprojektion: Jeweils 10 Meridiane bzw. 5 gekoppelte Meridianpaare in jedem der vier Kieferquadranten.*

sich ihre Schulter-, Hüft- und Kniegelenkbeschwerden gebessert hätten. Ebenso traten häufig Besserungen im psychischen Befinden ein: Patienten berichteten spontan von einer deutlichen Anhebung ihrer Stimmungslage und ihres Antriebs.

Da anfangs weder Arzt noch Patient solche Fernwirkungen erwartet oder vorausgesehen hatten, entfiel der Verdacht einer Suggestion. Aber auch nachdem die Methode gesichert war, wurden die Patienten weiterhin nicht über deren Akupunkturcharakter unterrichtet, um jede Erwartungshaltung und Suggestion zu vermeiden.

Die Behandlungsergebnisse ließen erkennen, dass von gleichen Mundpunkten aus analoge und somit voraussehbare Reaktionen an entfernt liegenden Organen und Körperregionen erzielt werden können. Daraus war zu schließen, dass sich im Cavum oris ein System von Punkten befindet, die zu den Meridianen der Akupunktur und damit zu den verschiedensten Organen und Körperregionen Beziehungen unterhalten.

2 Wechselbeziehungen zwischen Zahn-Kiefer-System und Organismus

Der Nachweis, dass auch die Zähne zu bestimmten Organen Wechselbeziehungen unterhalten, ist von Voll und Kramer erbracht worden. Mit Hilfe bioelektrischer Messmethoden, der **Elektroakupunktur nach Voll** (EAV), konnte nachgewiesen werden, dass beim Schleifen und Bohren von Zähnen jeweils an bestimmten Akupunkturpunkten der Haut messbare **Veränderungen des Hautpotenzials** auftreten. Diese Veränderungen des elektrischen Verhaltens waren regelmäßig zu beobachten und ließen Beziehungen der einzelnen Zähne zu bestimmten Akupunkturpunkten erkennen, deren Zugehörigkeit zu spezifischen Organen (bzw. Meridianen) wiederum bekannt war. Dabei handelt es sich um Wechselbeziehungen, da umgekehrt auch Reflexwirkungen von inneren Organen zu bestimmten Zähnen und deren Parodontien beobachtet werden: Umschriebene entzündliche und degenerative Prozesse am Parodontium können sehr wohl Ausdruck von Störungen bestimmter innerer Organe sein.

Diese wechselseitigen Verknüpfungen sind funktioneller Natur. Sie beziehen sich jeweils auf als funktionelle Einheit in Erscheinung tretende Gewebe und Organe. Für die funktionelle Einheit eines Zahns mit seiner Alveole, seinem Gingival- und Parodontalgewebe prägte Voll den Terminus „Odonton".

Die **Elektroakupunktur** hat sich als eine optimale Methode zur Testung von Störfeldern und Herdbelastungen im Zahn-Kieferbereich erwiesen und wird diagnostisch eingesetzt. Die **Mundakupunktur** hingegen nutzt die Wechselwirkungen therapeutisch: Durch gezielte therapeutische Reize an den Mundpunkten können Fernwirkungen auf diejenigen Bezugsorgane bzw. Funktionen ausgelöst werden, die mit den benachbarten Zähnen korrelieren. Die Mundakupunktur erbringt somit den Beweis für die von Voll und seinen Schülern erarbeiteten Zahn-Wechselbeziehungen (Abb. 2).

Abb. 2 *Wechselbeziehungen der Zähne zum Organismus nach Voll und Kramer*

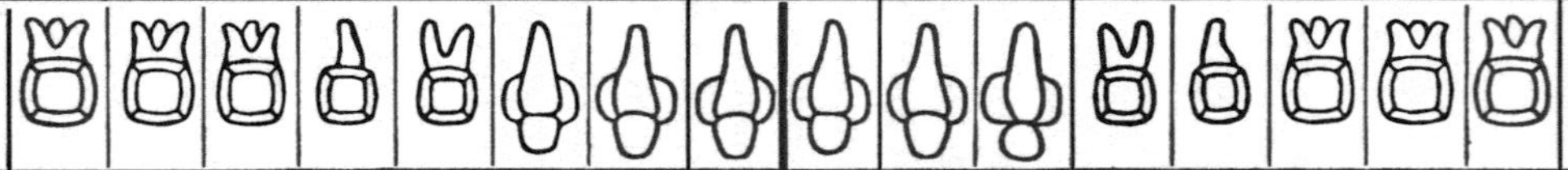

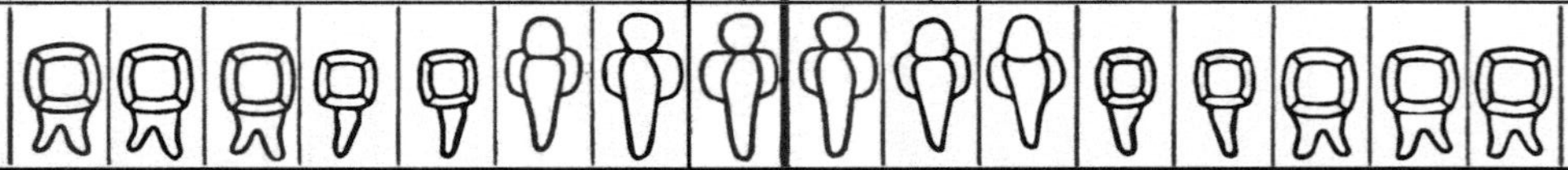

3 Das Phänomen des Akupunkturpunktes

Die Realität des Akupunkturpunkts ist durch die heute zur Verfügung stehenden technischen Ortungs- und Messmethoden gesichert, so z. B. aufgrund des gegenüber der Umgebung abweichenden elektrischen Verhaltens: Im Bereich der Akupunkturpunkte ist der Hautwiderstand vermindert, die elektrische Leitfähigkeit also erhöht. Diese Besonderheit erlaubt es, die Hautakupunkturpunkte mittels Detektorgeräten zu orten.

Ein dem Punkt zugeführter feiner Messstrom bewirkt eine Signalantwort, die eine für den jeweiligen Punkt spezifische informative Aussage bezüglich des korrelierenden Organs enthält. Diese sich in einer Potenzialänderung ausdrückende, metrisch darstellbare Signalantwort des Organismus bildet die Grundlage für bioelektrische Messmethoden wie die Elektroakupunktur (EAV) und kann zur Funktionsdiagnostik genutzt werden.

Weitere Besonderheiten des Akupunkturpunktes ergaben sich histologisch: Kellner wies schon 1966 auf ein vermehrtes Vorkommen von Rezeptoren (Meissner- und Krause-Körperchen) hin. Heine beschrieb 1988 eine topographische Übereinstimmung von Faszienperforationsstellen, wo die bindegewebig eingehüllten Gefäß-Nerven-Bündel hindurchtreten, mit vielen Akupunkturpunkten.

Das Vorhandensein von Akupunkturpunkten ist somit biophysikalisch und topographisch-anatomisch bewiesen.

Die bisherigen wissenschaftlichen Akupunkturerkenntnisse sowie die praktischen therapeutischen Erfahrungen lassen vermuten, dass die Akupunkturpunkte, speziell die der Mikrosysteme, periphere Fühler und Schaltstellen eines kybernetischen Kommunikationssystems im Organismus darstellen. Einerseits ist an diesen peripheren Punkten der augenblickliche funktionelle Status der mit ihnen verbundenen inneren Organe informativ ablesbar, und andererseits können durch verschiedene Formen einer Reizung die mit den Punkten verknüpften Organfunktionen beeinflusst werden.

Das Punktphänomen in neurophysiologischer Sicht

Die in den letzten Jahren möglich gewordenen Forschungen mittels funktioneller Magnetresonanz-Tomographie (engl. „imaging" fMRI) haben sehr bedeutsame Aufschlüsse über die Fernwirkung der Akupunkturpunkte erbracht. So konnten *Hui* und seine Forschergruppe nachweisen, dass die Stimulation an dem wichtigen Körperakupunkturpunkt Di 4 *(Hegu)* zu signifikant veränderten Reizmeldungen (fMRI-signals) in den Thalamuskernen (Accumbens, Amygdala, Hippocampus etc.) führt. Inzwischen sind weitere fMRI-Studien erfolgt. Ein besonders bemerkenswertes Ergebnis brachten Untersuchungsreihen, bei denen der Endpunkt des Blasen-Meridians an der Kleinzehe (Bl 67) therapiert wurde. Die Reaktion trat jeweils bei sämtlichen Probanden – und dies bei 3 an verschiedenen Orten durchgeführten Studien (in Kalifornien, in Seoul und in Innsbruck) – im Gebiet des visuellen Cortex auf (der Blasen-Meridian beginnt am Auge!). Die Studie an der Innsbrucker Universität führte die Stimulation nur unilateral durch und fand bei allen Probanden nur ipsilaterale Signale im visuellen Cortex. Das steht jedoch nicht mit den bisherigen neurophysiologischen Erkenntnissen in Übereinstimmung und führt vor Augen, dass die von spezifischen Punkten ausgelösten Fernwirkungen womöglich auf einer Bahnung ablaufen, die es noch abzuklären gilt.

Die von Akupunkturpunkten vermittelten Wirkungen sind dank der Schmerzforschung der letzten Jahrzehnte weitgehend erklärt. Auf der afferenten wie der efferenten Bahn der Schmerzleitung kommt es in mehreren Etagen – Rückenmark, Stammhirn, Hypophysen-Hypothalamus-Ebene – zur Schmerzmodulation. Diese erfolgt biochemisch durch Aktivierung von körpereigenen Opiaten (Endorphinen) sowie von Neurotransmittern wie Serotonin.

Für die Wirkung der Punkte im Trigeminus-Bereich spielt die Besonderheit dieses Nerven eine Rolle: Einige seiner Kerne erstrecken sich unmittelbar in das Zervikalmark der oberen Halswirbelsäule. Hier wiederum haben *Smith* und *Hodge* Einströmungen aus allen unteren Etagen nachweisen können, die sich zudem somatotopisch in Höhe von C2 konzentrieren.

Das autonome Nervensystem spielt bei der Ausbreitung und Reizantwort auf die an den Akupunkturpunkten gesetzten Stimuli eine entscheidende Rolle. Die weit verzweigten retikulären Strukturen im Organismus und speziell die sehr unterschiedlichen engen wie vor allem weiten rezeptiven Felder (narrow bzw. wide dynamic range) bieten für die Fernpunktwirkungen aktuelle Erklärungen.

Bossy, Neuroanatom an der Universität Nîmes, schreibt der Formatio reticularis die zentrale Vermittlerrolle zwischen dem an Mikrosystem-Punkten gesetzten Reiz und der Reaktion am Korrespondenzorgan zu.

4 Diagnostische und therapeutische Nutzung spezieller Haut- und Schleimhautpunkte

4.1 Westliche Erfahrungen mit der Fernwirkung von Punkten

Die Beobachtung, dass bestimmte Punkte der Haut spontan oder auf Druck empfindlich reagieren können, dürfte zur Entdeckung der Akupunktur überhaupt geführt haben. Das Auftreten einer Irritation an bestimmten Hautpunkten im Gefolge typischer Beschwerde- und Krankheitsbilder ist jedoch nicht nur vor Jahrtausenden den chinesischen Akupunkturärzten aufgefallen. Ohne von der Akupunktur zu wissen, entdeckte der deutsche Arzt *Weihe* bereits um 1890 die Übereinstimmung von speziellen druckempfindlichen Hautpunkten mit bestimmten Symptomenbildern und den für diese geltenden pflanzlichen Einzelmitteln. Inzwischen hat sich herausgestellt, dass die Weihe-Punkte weitgehend mit den klassischen Akupunkturpunkten identisch sind.

Wirkt sich die Irritation schon bei Hautakupunkturpunkten oft in einer gesteigerten Druckempfindlichkeit aus, so gilt dies erst recht für Schleimhautpunkte. Der viel feinere histologische Aufbau der Schleimhäute bedingt deren weit höhere Sensibilität und Resorptionsfähigkeit. Bereits durch bloßes Betupfen der Schleimhäute mit Oberflächenanästhetika können Fernwirkungen im Sinne der Akupunktur ausgelöst werden.

So konnte der Berliner Ohrenarzt *Fliess* schon Ende des 19. Jahrhunderts durch Applikation von Kokain an bestimmten Punkten der Nasenschleimhaut gezielte Fernwirkungen herbeiführen. Es gelang ihm, von bestimmten Arealen der Nasenmuscheln aus Störungen und Krankheiten im Urogenital- und Digestionstrakt zu heilen. Aus *Fliess'* Erkenntnis hat sich die nasale Reflextherapie entwickelt. Die voraussehbaren und gezielt erreichbaren Fernwirkungen dieser Therapie rechtfertigen es, sie als ein Akupunkturverfahren zu werten. Die Therapie an den Nasenpunkten hat allerdings den Nachteil, dass für den Therapeuten eine erschwerte Einsicht und Zugänglichkeit besteht und der Patient die Maßnahmen als unangenehm empfindet.

Akupunkturpunkte der Haut – sei es der Körperakupunktur, sei es der MAPS – sind meist nur im Fall einer vorliegenden Irritation palpatorisch erfassbar. In der Mundschleimhaut hingegen mit ihrer besonders sensiblen Innervation durch den N. trigeminus lassen sich irritierte Akupunkturpunkte gut ertasten, denn die Irritation äußert sich als gesteigerte Drucksensibilität, zuweilen sogar als Spontanschmerz am Akupunkturpunkt. Diese Empfindlichkeit bleibt nicht nur auf den eigentlichen Punkt beschränkt, sondern teilt sich auch seiner engeren Umgebung mit.

4.2 Eigene Therapieerfahrungen bei der Sinusitis

Eine solche gesteigerte Druckschmerzhaftigkeit konnte der Autor zuerst bei dem Krankheitsbild der akuten und chronischen Sinusitis beobachten und dokumentieren. Sinusitis-Patienten klagen im akuten Stadium nicht selten über Schmerzen im Bereich der Oberkiefer-Molaren und suchen deshalb zuerst den Zahnarzt auf. Beim Auspalpieren der Schleimhaut im Molaren- und Retromolargebiet findet sich bei einer Sinusitis regelmäßig eine Druckempfindlichkeit als zusätzliches diagnostisches Zeichen. Diese Beobachtung erwies sich als zuverlässig, die sich daraus ergebende enorale Punkttherapie als erfolgreich; dies hat wesentlich zur Entdeckung der Mundakupunktur beigetragen.

Aufgrund dieser Erfahrungen ist der Autor dazu übergegangen, die herkömmlichen Untersuchungsmethoden durch die Mundpalpation zu ergänzen und deren Ergebnis zu den übrigen Befunden in Beziehung zu setzen. In den weiteren Behandlungssitzungen erfolgte die Schleimhaut-Palpation jeweils zur Verlaufskontrolle.

Dabei stellte sich heraus, dass mit dem Abklingen und Ausheilen einer Sinusitis auch die Druckempfindlichkeit der Schleimhaut im oberen Molaren- und Retromolargebiet nachlässt.

Bemerkenswerterweise persistiert Schleimhautdruckempfindlichkeit bei einer durch Antibiotika- oder Chemotherapie erreichten Symptomenfreiheit, die meist als Ausheilung der Sinusitis gewertet wird, als Ausdruck des fortbestehenden Reizzustands. Erfahrungsgemäß ist in diesen Fällen die Rezidivquote hoch. Erst wenn die Druckempfindlichkeit der Schleimhaut im Weisheitszahn- und Retromolarbereich völlig zurückgegangen ist, kann nach jahrelanger Beobachtung des Autors eine nachhaltige, nicht mehr rezidivgefährdete Ausheilung angenommen und die Behandlung abgeschlossen werden.

Der Mundakupunktur liegt also die Beobachtung zugrunde, dass bei verschiedenen Krankheiten und Funktionsstörungen nahezu regelmäßig bestimmte zirkumskripte Areale in der Mundschleimhaut druckempfindlich werden. Eine gezielte punktuelle Behandlung beseitigt nicht nur die Druckempfindlichkeit, sondern vermag auch funktionelle Störungen und Beschwerden entfernt liegender Organe günstig zu beeinflussen.

5 Charakteristika der Mundakupunktur

Für die Mundakupunktur gelten folgende Charakteristika:
Die Mundakupunkturpunkte sind **Schleimhautpunkte.** Die im Vergleich zur äußeren Haut feinere Struktur und höchst sensible Innervation der Mundschleimhaut erlaubt ein palpatorisches Erfassen und Abgrenzen irritierter Schleimhautareale, da diese Irritation sich in einer deutlich gesteigerten Druckempfindlichkeit auswirkt. Erfahrungsgemäß liegt der eigentliche Akupunkturpunkt (Punctum verum, „Very Point") im Zentrum des druckempfindlichen Areals.

Die topographische Lage der Schleimhautakupunkturpunkte drückt eine **funktionelle Zusammengehörigkeit mit den unmittelbar benachbarten Zähnen** aus. Die für die Zähne aufgeschlüsselten Wechselbeziehungen zum Organismus gelten auch für die Mundakupunkturpunkte.

Da die Wechselbeziehungen zum Organismus bekannt sind, kann aus einer palpatorisch abgrenzbaren, erhöhten Druckempfindlichkeit bestimmter Schleimhautareale auf eine Irritation bzw. funktionelle Störung zugehöriger innerer Organe geschlossen werden, und zwar im Sinne einer **funktionellen Hinweisdiagnostik.** Allerdings ist durch vorausgehende Inspektion eine lokale Schleimhautaffektion (Aphthen etc.) auszuschließen.

Die Gesamtheit der Mundakupunkturpunkte bildet aufgrund ihrer Wechselbeziehungen zum Organismus ein somatotopisches Repräsentationsbild im Sinne eines **Mikro-Aku-Punkt-Systems (MAPS).** Wie auch andere Mikrosysteme erlaubt die Mundakupunktur **eine diagnostische, vor allem aber eine therapeutische Nutzung.**

Die Mundakupunktur wird im Allgemeinen als **Injektionsakupunktur** gehandhabt. Dies ist in der Mundhöhle schnell und ohne besonderen Aufwand durchführbar. Als Injektionsmittel eignen sich Lokalanästhetika (ohne Vasokonstringens) und isotonische Kochsalzlösung; gegebenenfalls kann auch eine Pharmaakupunktur vorgenommen werden.

Die Wirkung der Mundakupunktur tritt oftmals **augenblicklich** ein, besonders bei Störungen und Schmerzen am Bewegungssystem. In dieser Sofortwirkung gleicht die Mundakupunktur anderen Formen der MAPS-Akupunktur, wie z. B. der Aurikulotherapie.

Die Besonderheit von Mikrosystempunkten besteht darin, dass ihre Wirkung auch weitab gelegene Organe und Funktionen erreicht: Sie weisen also den Vorzug von Fernpunkten auf, die übergreifend – weil systemisch – wirken und sogar lokal unzugängliche Körperregionen ansprechen können.

Die **Fernwirkung tritt meist nur bei exaktem Treffen der Akupunkturpunkte ein.** Deshalb müssen die Punkte – nach vorheriger palpatorischer Eingrenzung des Areals – mit einer feinen Sonde oder Injektionsnadel genau geortet werden. Eine Ortung mittels Detektorgeräten ist wegen der Feuchtigkeit der Mundschleimhaut nicht möglich.

Die Fernwirkungen der Mundakupunktur haben erkennen lassen, dass die einzelnen Schleimhautpunkte nicht nur mit je einem inneren Organ bzw. dessen Funktion in **Wechselbeziehung** stehen, sondern **mit einer Vielzahl von Faktoren,** die sich durch die Kopplung von jeweils zwei der klassischen Akupunkturmeridiane zu einem **gemeinsamen Funktionskreis** ergibt.

Die aufgrund dieser Kopplungen in der Mundakupunktur erzielbaren Wirkungen bestätigen das **Vorhandensein fünf spezieller, regulativer Funktionssysteme** im Organismus. Diese als Funktionskreise bezeichneten Systeme tragen die gleichen Merkmale wie die **fünf Elemente** der klassischen Akupunktur.

Die bei der Mundakupunktur von bestimmten Punkten aus **erzielbaren Fernwirkungen zeichnen sich durch eine signifikante Regelmäßigkeit und Voraussehbarkeit aus.** Dadurch unterscheidet sich die Mundakupunktur von verwandten Therapien, wie z. B. der Neuraltherapie. Die Möglichkeit, ihre Phänomene gesetzmäßig einzuordnen, kennzeichnet die Mundakupunktur als eine **Ordnungstherapie.** Gerade darin aber besteht – nach dem Initiator der Akupunktur in Deutschland, Gerhard Bachmann – das Wesen der Akupunktur.

6 Besonderheiten der Mundakupunktur im Vergleich zu anderen Akupunkturmethoden

Die Mundakupunktur ist eine effektive Regulationstherapie. Sie kann ohne besonderen zeitlichen oder räumlichen Aufwand – also selbst unter den Bedingungen einer Kassenpraxis – durchgeführt werden.

Das Behandlungsterrain der Mundschleimhaut ist **gut überschaubar.** Allerdings bedarf es einer guten Lichtquelle, mit der die Mundhöhle ausgeleuchtet werden kann z. b. mit der Stirnlampe des HNO-Arztes, der Leuchte des Zahnarztes; optimal ist die Verwendung von Kaltlicht.

Das Auffinden der Mundakupunkturpunkte erfolgt zweckmäßigerweise durch **vergleichendes Palpieren, das in wenigen Sekunden durchführbar ist,** mit nachfolgender instrumenteller Exaktlokalisation.

Da wegen der Aspirationsgefahr keine Nadeln in der Mundhöhle belassen werden können, hat sich die **Injektionsakupunktur als praktikabelste Methode** erwiesen. Dieses Verfahren kommt dem westlichen Arzt, dem das reine Nadelstechen im Sinne der klassischen Akupunktur widerstreben mag, entgegen.

Bei Verwendung feinster Kanülen und geschickter Injektionstechnik kann die Behandlung **fast schmerzlos durchgeführt werden.** Es hat sich erwiesen, dass Patienten die Mundakupunktur oft besser als andere Akupunkturformen tolerieren, auch wenn eine gewisse Angstschwelle zu überwinden ist.

Der **Zeitgewinn der Mundakupunktur** ergibt sich daraus, dass das Entkleiden entfällt und Wirkung und Entfernung der Nadeln nicht erst abgewartet werden müssen.

Nebenwirkungen, abgesehen von gelegentlichen Hämatomen, sind **kaum bekannt,** soweit die Mundakupunktur lege artis durchgeführt wird. Das Einmassieren der gesetzten Quaddeln sollte sorgfältig geschehen, da sich sonst für einige Stunden bei Kaubewegungen ein Druckschmerz am Kiefergelenk einstellen kann.

Der erfahrene Akupunkteur gewinnt durch die Mundakupunktur **ein neues Therapieareal,** d. h. eine weitere Somatotopie mit zusätzlichen diagnostischen und therapeutischen Möglichkeiten.

Mancher Akupunkturanfänger, vor allem der Zahnarzt, hat mit Hilfe der Mundpunkte seine ersten überzeugenden Akupunkturerfolge erlebt. Es zeigen sich z. B. bei Schulter-Arm-Beschwerden oft so erstaunliche Ergebnisse, dass der Therapeut nach dem Wirkprinzip der Methode fragen wird. Die reproduzierbaren Fernwirkungen werden dem aufmerksamen Beobachter Zuordnungen und Gesetzmäßigkeiten offenbaren, wie sie für die Akupunktur charakteristisch sind. Funktionelle Beziehungen und Wechselwirkungen anhand der Therapieerfolge selbst zu erfahren und abzuleiten, kann den Akupunkturanfänger erfahrungsgemäß besser überzeugen als das Studium theoretischer Akupunkturbücher.

Die Mundakupunktur hat anderen Akupunktur-Mikrosystemen voraus, dass in ihr funktionelle Zusammenschlüsse hervortreten, die als Regelkreise des Organismus, als Untersysteme des Gesamtsystems Mensch zu interpretieren sind.

Die aus den Mundakupunktur-Fernwirkungen ableitbaren Wechselbeziehungen zum Organismus stellen sich in fünf Funktionskreisen dar (s. Kap. 8.1.2). In diesen Regelkreisen begegnen uns die fünf Elemente der traditionellen Akupunktur auf neue Weise.

7 Die Mundakupunkturpunkte

Aufgrund jahrelanger Beobachtung ließen sich in der Mundhöhle – abgesehen von einigen Einzelpunkten – zwei Hauptgruppen von zusammengehörigen Akupunkturpunkten bestimmen. Nach den bisherigen Erfahrungen stellt jede dieser beiden Gruppen ein in sich geschlossenes System von Akupunkturpunkten im Sinne einer Somatotopie dar. Es handelt sich um die Gruppe der Vestibulumpunkte und um die Gruppe der Retromolarpunkte.

■ **Vestibulumpunkte:** Sie liegen im Mundvorhof, in der Lippen- und Wangenschleimhaut. Das besondere Charakteristikum der Vestibulumpunkte liegt darin, dass sie dieselben Organwechselbeziehungen aufweisen wie diejenigen Zähne, denen sie vorgelagert sind.

■ **Retromolarpunkte:** Sie schließen sich distal an das System der Vestibulumpunkte an ohne nachbarschaftlichen Bezug zu den Zähnen und deren Parodontien. Offenbar sind die Organwechselbeziehungen, die sich im Vestibulum auf die verschiedenen Zahngruppen und Vestibulumpunkte aufteilen, im Retromolargebiet auf engstem Raum verdichtet. Dadurch ist zwar die topographische und funktionelle Differenzierung der Retromolarpunkte erschwert. Andererseits aber erfährt das Retromolargebiet gerade durch die Ballung der in ihm befindlichen Akupunkturpunkte seine besondere therapeutische Bedeutung.

Außer diesen beiden Hauptgruppen lassen sich in der Mundschleimhaut weitere Punkte wichtiger Indikationen finden.

■ **RAM-Punkte** am vorderen Rand der aufsteigenden Mandibula: Sie stehen in wechselwirksamer Korrelation zum Meridianpaar Dreierwärmer/Perikard;

■ **Frenulumpunkte** in der Medianen der Frenula von Ober- und Unterkiefer: Sie stellen die eigentlichen Endpunkte der Mittellinien-Meridiane dar: LG 26 im Oberkiefer und KG 24 im Unterkiefer;

■ **Extraorale Analogpunkte:** Sie treten vor allem im Bereich der Schneide- und der Eckzähne in Erscheinung und liegen lippennah, quasi an der Durchstichstelle vom enoralen Vestibulumpunkt nach außen. Diese extraoralen Punkte teilen die Indikation der analogen Vestibulumpunkte.

Weitere Punktareale im Bereich des harten und weichen Gaumens wie auch lingual im Unterkiefer sind bisher weder beschrieben noch gesucht worden. Bekanntlich sind Injektionen hier besonders schmerzhaft.

7.1 Vestibulumpunkte

Die im Mundvorhof gelegenen Vestibulumpunkte sind sowohl der Inspektion als auch der Palpation gut zugänglich (s. a. Abb. 19, Farbtafel S. 67).

Die Vestibulumpunkte liegen gegenüber den Zahnkronen in der Lippen- und Wangenschleimhaut, wie auf einer Kette aufgereiht. Den Schneidezähnen, Eckzähnen und Prämolaren entspricht jeweils ein Vestibulumpunkt. Dadurch sind die einzelnen Vestibulumpunkte relativ gut voneinander abgrenzbar. In der Wange gegenüber den Molaren und den Weisheitszähnen finden sich zuweilen auch zwei Vestibulumpunkte je Zahn.

Die meisten Vestibulumpunkte liegen nicht in der eigentlichen Umschlagfalte, wo Zahnärzte und Neuraltherapeuten bevorzugt ihre Injektionen ansetzen, sondern 1–1^1/$_2$ cm labial- bzw. bukkalwärts in der Lippenschleimhaut.

Im Bereich der Schneide- und Eckzähne ist die Entfernung von der Umschlagfalte am größten, so dass die Punkte, normale Zahn- und Lippenform vorausgesetzt, den Zahnkronen gegenüberliegen. Im Bereich der Molaren und Weisheitszähne rücken die Punkte immer näher an die Umschlagfalte heran.

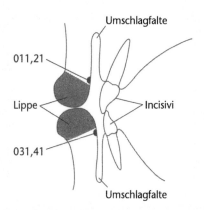

Abb. 3 *Lage der Inzisivipunkte (Querschnitt)*

Somit bilden die Vestibulumpunkte zwei sich der ovalen Form des Mundes bzw. des M. orbicularis oris anlehnende Punktlinien in Ober- und Unterkiefer. Eine vereinfachte, wahrscheinlich nicht ganz korrekte Vorstellung ist die eines Ringgefäßes. Ein solches vom Meridian- und Energiefluss-Denken abgeleitetes Ringgefäß würde bedeuten, dass sich die beiden Punktketten distal vereinigen.

Inzisivipunkte: Die den Schneidezähnen zugeordneten Vestibulumpunkte lassen sich im Ober- wie im Unterkiefer am besten bei weit nach außen geklappter Lippe auffinden (Abb. 3 und 4).

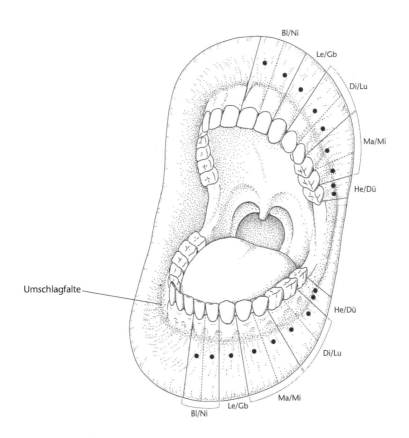

Abb. 4 *Lage der Vestibulumpunkte des Ober- und Unterkiefers. Beachte den unterschiedlichen Abstand zur Umschlagfalte.*

Caninipunkte: Die den Eckzähnen zugeordneten Vestibulumpunkte liegen im Oberkiefer unter der Nasolabialfalte unweit des Hautakupunkturpunktes Di 20. Ober- wie Unterkiefer-Canini-Punkte lassen sich ebenfalls am besten bei auswärts geklappter Lippe orten (Abb. 4).

Prämolarenpunkte

Im **Oberkiefer** liegt der mediale, dem 4. Zahn entsprechende Prämolarenpunkt gleichfalls noch unter der Nasolabialfalte. Der dem 5. Oberkieferzahn vorgelagerte Punkt lässt sich am vorderen Jochbogenrand lokalisieren.

Die Prämolarenpunkte des **Unterkiefers** liegen in der Wangenschleimhaut, etwa eine halbe Fingerbreite labial bzw. bukkal der Umschlagfalte. Ihr Areal ist vom Austrittspunkt des N. mentalis weit genug entfernt, so dass – im Fall der Irritation des Nervs – palpatorische Fehldeutungen vermieden werden können.

Molarenpunkte

Die **Oberkiefer**-Molarenpunkte finden sich am Unterrand des sich vorwölbenden Jochbogens. Der dem 6. Zahn entsprechende Oberkieferpunkt stellt sich unter der stärksten Jochbogenvorwölbung dar. Der dem 7. Oberkieferzahn entsprechende Punkt findet sich in der Wange, wenig bukkal der Umschlagfalte.

Zum Auffinden der **Unterkiefer**-Molarenpunkte ist es zweckmäßig, zuerst die Knochenkante der Linea obliqua zu ertasten. Diese Knochenleiste beginnt im Unterkiefer-Molarenbereich und geht bogenförmig in den vorderen Rand der aufsteigenden Mandibula über. Durch Zurückgleiten auf der Linea obliqua lassen sich die dem 6. Zahn zugehörigen Punkte bukkal neben der Umschlagfalte auffinden. Der dem 7. Unterkiefer-Molaren entsprechende Punkt findet sich am äußeren Knochenrand der Linea obliqua.

Weisheitszahnpunkte

Die Weisheitszahnpunkte gehen unmittelbar in die Retromolarpunkte über. Im **Oberkiefer** liegen sie im Bereich der Umschlagfalte und der bukkalen Gingiva.

Die Weisheitszahnpunkte des **Unterkiefers** finden sich – ebenso wie die dem 7. Unterkiefer-Molaren entsprechenden Punkte – an der aufsteigenden Linea obliqua.

Satellitenpunkte

Im Allgemeinen ist also jedem Zahn ein Akupunkturpunkt in der Lippe bzw. Wange vorgelagert, den Weisheitszähnen zuweilen zwei nebeneinander. Bei länger bestehender Irritation können zusätzliche Punkte auftreten. Diese bilden meist mit dem Hauptpunkt eine sich labial bzw. bukkal fortsetzende **Gerade.** Wegen ihrer gemeinsamen Zuordnung zu demselben Zahn verstärken solche Satellitenpunkte die Therapiewirkung.

7.2   Retromolarpunkte

Das Retromolargebiet schließt sich distal an das System der Vestibulumpunkte an. Als Zentrum des Retromolargebiets gilt das Areal, das einem fiktiven 9. Zahn Platz bieten würde und das im Oberkiefer in den Tuber maxillae und im Unterkiefer in die Fossa retromolaris bzw. in das Trigonum retromolare übergeht. Voll prägte hierfür den Begriff „Neunerareal". Die Retromolarpunkte sind also in einem engen Raum kumuliert, der etwa der Ausdehnung einer Molaren-Alveole entspricht (Abb. 5 und Abb. 21, Farbtafel S. 67).

Im **Oberkiefer** befinden sich die Retromolarpunkte bukkal, palatinal und distal des kuppenartigen Wulstes vom Tuber maxillae. Die bukkalsten Punkte reichen dicht an den Proc. muscularis des Kiefergelenks, die palatinalsten dicht an den Ramulus pterygoidei und den vorderen Gaumenbogen heran.

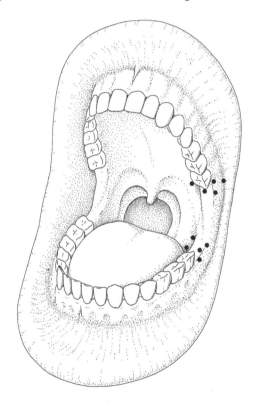

Abb. 5 *Lage der Retromolarpunkte: Im Oberkiefer finden sich die Punkte im Areal des Tuber maxillare; im Unterkiefer im Areal des Trigonum retromolare.*

Im **Unterkiefer** befinden sich Retromolarpunkte im eigentlichen Neunerareal sowie bukkal und lingual desselben. Die bukkalsten Punkte finden sich in Fortsetzung der Linea obliqua am Vorderrand der aufsteigenden Mandibel; die lingualsten nahe dem Zungengrund und dem unteren Tonsillenpol. Distal können sich Punkte bis in ein fiktives Zehnerareal ausdehnen.

7.3 Punkte am Ramus ascendens mandibulae (RAM-Punkte)

Weder zu den Vestibulum- noch zu den Retromolarpunkten gehören die Punkte am aufsteigenden Ast der Mandibel (Abb. 6 und Abb. 22, Farbtafel S. 68). Hier ließ sich eine Korrespondenz zu den Meridianen Dreierwärmer/Perikard nachweisen, also zu jenem Meridianpaar, das in der Repräsentation der Fünfheit der Funktionskreise sowohl bei den Vestibulum- als auch bei den Retromolarpunkten fehlt.

Palpiert bzw. detektiert werden diese Punkte am Vorderrand der aufsteigenden Mandibel; von der Linea obliqua neben den unteren Molaren geht der palpierende Finger am Ramus mandibulae aufwärts. Ein hier anzutreffender Druckschmerz ist in den letzten zwanzig Jahren weit häufiger geworden; eine solche Punkt-Aktivierung spricht für die zunehmende Belastung der von diesem Meridianpaar regulierten Funktionen. Nach Erkenntnissen der EAV stehen endokrine Drüsen mit Dreierwärmer-Punkten der Hand in Korrelation.

Traditionell soll die fremd anmutende Bezeichnung auf die drei Etagen – Respirations-, Digestions- und Urogenitaltrakt – hinweisen, die jeweils auf die durch diesen Meridian vermittelte „Qi"-Versorgung angewiesen und an sie angeschlossen sind. So kommt diesem Meridian in der traditionell postulierten Energetik eine Schlüsselrolle zu. Als Merkhilfe mag gelten: E für Energetik, E für Etagen und E für endokrin – also 3E!

Auch „Perikard", der Yin-Partner des Dreierwärmer-Meridians, ist von seinem Namen her nicht eindeutig definiert. Die aus dem überlieferten Text hergeleitete „Mauer des Herzens" ist weniger als Perikard zu deuten, sondern als das die Herzrhythmik und den Kreislauf regulierende System, das „Grenzen setzt" und „im Rahmen hält".

Obgleich das Meridianpaar Dreierwärmer/Perikard im Fünferkreis der Elemente keinen eigenen Platz hat, ist es – schon aufgrund der gemeinsamen Zuordnungen von Geweben (Kreislauf, Blut, Gefäße), von Sinnesfunktion („lingua"!) und Klimamodalität (warm, Sommer) – dem Herz-Dünndarm-Funktionskreis eng angeschlossen. Die in der Mundakupunktur am deutlichsten zutage tretenden Indikationen sind Seitenkopfschmerzen, Migräne, Störungen der Rhythmik und des endokrinen Systems, aber auch solche funktionellen Erkrankungen, die sich aus dem Meridianverlauf und den speziellen Wechselwirkungen erklären lasen (z. B. seitliche Bereiche von Schultern und Ellbogen).

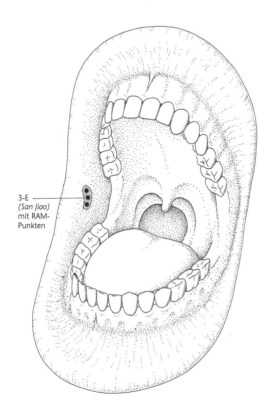

3-E
(San Jiao)
mit RAM-
Punkten

Abb. 6 *Lage der Punkte am Ramus ascendens mandibulae (RAM-Punkte)*

7.4 Frenulumpunkte (Lenker- und Konzeptionsgefäß)

Die an den Lippenbändchen von Ober- und Unterkiefer gelegenen Punkte gehören den beiden Mittellinien-Meridianen Lenkergefäß (LG) und Konzeptionsgefäß (KG) bzw. Du Mai und Ren Mai als deren Endpunkte an (Abb. 7).

Auch hier sind die Bezeichnungen nicht optimal übersetzt: Der den Körper in der dorsalen Medianen überziehende Meridian soll als „Lenker" (früher auch als

„Gouverneur" bezeichnet) symbolisch den „Würdenträger" kennzeichnen, während das ventrale „Konzeptionsgefäß" in einer anderen Übersetzung auch als „Dienergefäß" die dienende Haltung versinnbildlichen soll.

Wenn es auch für den westlichen nüchternen Verstand nicht einfach ist, sich auf solche Symbole einzulassen, so ist doch die polare Aussage treffend: Der Mensch, der durch seine Aufrechthaltung in der Schöpfung am deutlichsten „Würde" repräsentiert, ist zugleich das soziale Wesen, welches „dienend" seinen Lebenssinn erfüllen kann.

Anders als die 12 beidseits vorhandenen Hauptmeridiane drückt das Paar der Mittellinien-Meridiane weit mehr die Oben-Unten- und Vorn-Hinten-Polarität aus: LG ist dem Yang, KG dem Yin zugeordnet. Die besondere Bedeutung dieser Mittellinien des Organismus kommt auch in der traditionellen indischen Medizin mit deren speziellen Energiezentren zum Ausdruck.

Da die Lateralität bei den Mittellinien aufgehoben ist, spielt die vertikale Erstreckung eine um so größere Rolle. Die Meridiane LG und KG (Du Mai und Ren

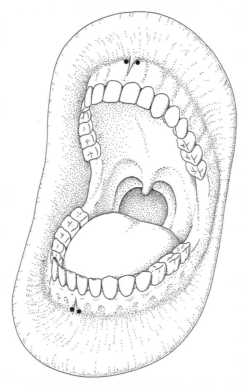

Abb. 7 *Lage der Frenulumpunkte (s. a. Abb. 30, Farbtafel S. 69)*

Mai) verbinden den unterleiblichen Pol – vermutlich auch den dortigen Innenraum – mit dem oberen Pol, der Mundhöhle. Die unmittelbare Verknüpfung von anal/genitalen Regionen mit dem oralen Raum ist – bis hin zur psychologischen Deutung – wesentlich. Das macht die Indikationen und Fernwirkungen der Punkte an den Lippenbändchen verständlich: Von Oberkiefer-Frenulumpunkten aus können Hämorrhoiden, Analfissuren und andere anale und proktische Beschwerden beeinflusst werden, von Unterkiefer-Frenulumpunkten aus genitale Störungen.

7.5 Extraorale Analogpunkte

Die Entdeckung extraoraler Punkte wirft ein neues Licht auf die Mundakupunktur. Wie bereits aus der Aurikolutherapie bekannt, finden sich die Punkte nicht nur auf einer Ebene bzw. Schicht, sondern nochmals auf der gegenüberliegenden: beim Ohr auf der Ohrvorder- und -rückseite, beim Mund auf der Schleimhautinnen- und der Lippen- bzw. Wangenaußenseite. Diese Punkte sind quasi jeweils über einen fiktiven Durchstichkanal miteinander verbunden. Die jeweilige Indikation ist bei den extraoralen Mundpunkten – ebenso wie bei den Retro-Punkten am Ohr – die gleiche; bei Indikationen am Bewegungsapparat mit verstärkender Wirkung auf die Motorik (Abb. 8 und Abb. 31, Farbtafel S. 70).

Von den extraoralen Mundpunkten hat sich bisher der untere Caninus-Punkt in der Therapie am meisten bewährt: Speziell bei Hüft- und Kniebeschwerden erweist sich dieser extraorale Punkt meist homolateral aktiviert und irritiert. Als Detektionsmethode zum Auffinden eignet sich am besten die Very-Point-Technik: im Abstand von ca. 1 cm vom Lippensaum wird die feinste Akupunktur-Gesichts- bzw. -Ohrnadel tangential entlanggeführt. Beim mehrfachen Überstreichen des Areals kommt es dann meist plötzlich zur mimischen und/oder verbalen Reaktion des Patienten.

Die extraoralen Punkte haben sich auch bei einer Pulpitis des jeweils zugehörigen Zahnes als hilfreich erwiesen (→ Zahnheilkunde, Pulpitis-Therapie). Aber auch bei aktiven Zahnstörfeldern reagiert die jeweils extraorale Entsprechungsstelle auffällig häufig sensibel, wenn eine Nadel darüberstreicht. Die extraoralen Punkte können auch ohne analoge enorale Punkte behandelt werden. Die Nadeln werden wie bei der Körperakupunktur 20–30 Minuten in situ belassen. Der Patient sollte nicht sprechen, solange die extraoralen Nadeln in situ sind.

Auf dem Akupunkturkongress 2001 in Berlin stellte eine russische Forschergruppe ein neu gefundenes Somatop vor mit Punkten im Lippen-Kinn-Bereich. Es zeigte sich, dass einige dieser Punkte mit den extraoralen Punkten identisch sind.

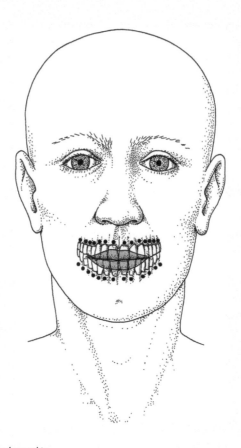

Abb. 8 *Extraorale Analogpunkte*

7.6 Nomenklatur in der Mundakupunktur

Zur Kennzeichnung der Vestibulumpunkte hat sich die jeweilige Ziffer des benachbarten Zahns mit dem vorgesetzten Buchstaben O für Oral bewährt. Dabei gilt die internationale Nomenklatur:

- Bezeichnung der Zähne des rechten Oberkieferquadranten mit 11–18
- Bezeichnung des linken Oberkieferquadranten mit 21–28
- Bezeichnung des linken Unterkieferquadranten mit 31–38
- Bezeichnung des rechten Unterkieferquadranten mit 41–48.

So trägt z. B. der Punkt am 2. Schneidezahn des Oberkiefers rechts die Ziffer O 12; der Punkt am 1. Molar des linken Unterkiefers die Ziffer O 36.

Die Differenzierung der Retomolarpunkte wird dadurch erschwert, dass markante Orientierungshilfen, wie sie die Odontone für die Vestibulumpunkte darstellen, fehlen. Das Neunerareal stellt in jedem der 4 Kieferquadranten das Zentrum der Retromolarpunkte dar. Für das gesamte Retromolargebiet ist es daher zweckmäßig, die Ziffer 9 zu verwenden, unter Vorsatz der für den jeweiligen Kieferquadranten geltenden Kennziffer (= 19; O 49).

Für eine genauere Differenzierung des Retromolargebiets kann der Zusatz von b für bukkal, d für distal (dorsal), p für palatinal und l für lingual gelten (Abb. 9).

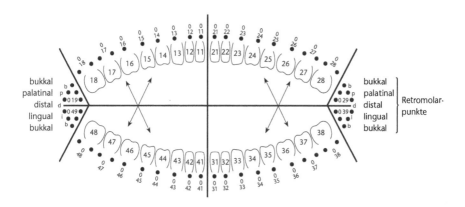

Abb. 9 *Kennzeichnung der Vestibulum- und Retromolarpunkte*

8 Die Brücke zur TCM

Die Kenntnis der funktionellen Wechselbeziehungen der Mundakupunkturpunkte zum Organismus ist Voraussetzung für die Bewertung des Palpationsbefunds sowie für alle therapeutischen Erwägungen der Mundakupunktur.

Für die Vestibulumpunkte gelten die spezifischen Organwechselbeziehungen, die *Voll* und *Kramer* für die einzelnen Zähne mit deren funktionellen Verflechtungen erarbeitet haben.

8.1 Mundakupunktur und die Funktionskreise

8.1.1 Beziehung der Zähne zu den Funktionskreisen

Betrachtet man das Zahnschema von *Voll*, so finden sich 5 Komplexe von Indikationen auf 5 Zahngruppen aufgeteilt. Jeweils eine Gruppe bilden
- die beiden Schneidezähne
- der Eckzahn
- die beiden Prämolaren
- die beiden Molaren 6/7
- der Weisheitszahn.

Jede dieser 5 Zahngruppen steht in Wechselwirkung mit einem gekoppelten Meridianpaar, das seinerseits Basis eines der traditionellen fünf „Elemente" ist. Auf diese Weise ergibt sich für jede der fünf Zahngruppen eine Wechselbeziehung mit speziell zugeordneten Organen und Körperregionen, und darüber hinaus auch mit bestimmten psychischen sowie weiteren Analogbezügen. Die Kenntnis dieser funktionellen Verbundsysteme, die den traditionellen fünf Elementen gleichzusetzen sind, ist somit unerlässlich für die Indikationsstellung in der Mundakupunktur.

Die bioelektrisch ermittelten Zahnwechselbeziehungen wie auch die Fernwirkungen der Mundakupunktur bestätigen das aus der klassischen Akupunktur überlieferte Fünf-Elemente-System, das damit eine unerwartete Aktualisierung erfährt.

Jedes zu einer bestimmten Zahngruppe samt deren Vestibulumpunkten in Beziehung stehendes Element ist wegen seiner regulativen Dynamik als Regel- bzw. Funktionskreis des Organismus zu verstehen.

8.1.2 Die fünf Funktionskreise

In der traditionellen Akupunktur werden die fünf Elemente durch ihre Beziehung zu je einem der inneren Hauptorgane – Niere, Leber, Milz/Pankreas, Lunge, Herz – charakterisiert. Diesen sog. *Yin*-Organen ist jeweils ein sog. *Yang*-Organ bzw. Hohlorgan zugeordnet:

- den Nieren die Blase
- der Leber die Gallenblase
- dem Doppelorgan Milz/Pankreas der Magen
- der Lunge der Dickdarm
- dem Herz der Dünndarm.

Diese paarweisen Zusammenschlüsse entsprechen den traditionellen Meridiankopplungen und begründen die Namen der fünf Funktionskreise:
- Niere-Blase-Funktionskreis
- Leber-Gallenblase-Funktionskreis
- Milz/Pankreas-Magen-Funktionskreis
- Lunge-Dickdarm-Funktionskreis
- Herz-Dünndarm-Funktionskreis.

8.1.3 Aufgabe der Funktionskreise

Sinn und Aufgabe der Funktionskreise bestehen offensichtlich darin, Reizungen, Überlastungen und Dysfunktionen innerhalb des eigenen Regelsystems aufzufangen und auszubalancieren. Der Funktionskreis scheint sich mit seinen verschiedenen Funktionen und Organgen quasi wie ein Sicherungsring schützend um das namengebende, lebenswichtige Hauptorgan zu schließen. Aber auch allen anderen im Funktionskreis zusammengeschlossenen Organen dürfte die wechselseitige Verknüpfung und Absicherung zugute kommen. Gewisse Organe und Gewebe eines jeden Funktionskreises – etwa die Lymphgebiete des Kopfes und die einzelnen Nebenhöhlen – dürften in erster Linie die Aufgabe von Reaktionszentren erfüllen, in denen sich Abwehrmaßnahmen und Immunisierungsprozesse bevorzugt abspielen. In diesem Sinne sind die Funktionskreise als **selbstregulierende, stabilisierende und regenerierende Systeme** des Organismus aufzufassen.

Selbstverständlich sollen mit dieser Deutung keineswegs die bekannten sonstigen Regulations- und Abwehrmechanismen des Körpers in ihrer Bedeutung relativiert werden. Die Akupunkturerfahrung lehrt jedoch, dass spezielle, regulative Funktionssysteme im Organismus wirksam sind. Die Funktionskreise zeigen, dass – unabhängig von nervalen und humoralen Verbindungswegen – spezifische, funktionelle Kommunikationen und Wechselwirkungen im Gesamtorganismus bestehen.

8.1.4 Mundakupunkturpunkte als Zugänge zu den Funktionskreisen

Die seit 30 Jahren bestätigten Fernwirkungen der Mundakupunktur weisen die einzelnen Mundakupunkturpunkte als Schlüssel und Zugang zu dem jeweiligen gesamten Funktionskreis wie auch zu seinen einzelnen Gliedern aus. Auf diese Weise erklärt sich das breite Indikationsspektrum vieler Mundakupunkturpunkte. Die einzelnen Glieder und Analogfaktoren stehen sowohl untereinander als auch zum Gesamtsystem ihres Funktionskreises in Wechselbeziehung.

Hier werden Erkenntnisse der modernen Systemwissenschaft deutlich und in der Medizin praktisch umsetzbar.

8.1.5 Die Repräsentationen in den vier Kieferquadranten

In jedem der 4 Kieferquadranten ist jeder der fünf Funktionskreise präsent. Die 4 Quadranten spiegeln somit vierfach die Ganzheit des Organismus mit seinen Funktionen und energetischen Wirkbereichen wider. Da die Wechselbeziehungen in den 4 Kieferquadranten weitgehend identisch sind, ergeben sich gerade in der Mundhöhle optimale Möglichkeiten für eine Kontralateraltherapie im Fall von Schmerzen, Schwellungen und Unzugänglichkeiten.

Primär sind die somatischen Funktionen, vor allem bei akuten Beschwerden, seitenbezogen erreichbar, denn bei rechtsseitigen Organ- bzw. Funktionsstörungen reagieren bevorzugt die Mundakupunkturpunkte rechts, bei linksseitigen links. Unilateral vorhandene Organe sind eher in rechtsprojizierte und linksprojizierte Organbereiche aufgeteilt, wie durch die Elektroakupunktur nachgewiesen.

> Nach den Erfahrungen der Mundakupunktur werden über Punkte des Oberkiefers bevorzugt Funktionen der oberen Körperhälfte, speziell des Bewegungssystems, erreicht, über Punkte des Unterkiefers die der unteren Körperhafte.

Übergreifende Zuordnungen eines Funktionskreises – vor allem die psychischen – unterliegen keiner Lateralität. Bei allen chronischen und psychosomatisch geprägten Krankheitsbildern empfiehlt sich ohnehin die Therapie von Punkten beider Seiten aus.

8.2 Die Funktionskreise im Einzelnen

Die Erfahrungen und Indikationen der Mundakupunktur bieten einen logischen und verständlichen Einblick in das funktionelle Zusammenspiel und die gegenseitigen Wechselwirkungen der in den jeweiligen Funktionskreisen zusammengeschlossenen Organe und Funktionen. Aus dem Verständnis der funktionellen Grundprinzipien, die ihren Ausdruck in den Funktionskreisen finden, kann der Therapeut viele Indikationen selbst ableiten. Deshalb liegt in diesem Buch der Schwerpunkt nicht in der Auflistung von einzelnen Indikationen, führen doch solche Tabellen leicht zu falschen Erwartungen.

8.2.1 Niere-Blase-Funktionskreis

Der Niere-Blase-Funktionskreis (Abb. 10) stellt sich in der Mundhöhle an den oberen und unteren Inzisivi dar; d. h. er unterhält Wechselbeziehungen sowohl zu den Odontonen als auch zu den Vestibulumpunkten der Schneidezähne. Die Vestibulumpunkte 011, 12; 021, 22; 031, 32; 041, 042 liegen in den Lippen, gegenüber den Schneidezahnkronen.

Weiterhin ist der Niere-Blase-Funktionskreis im Retromolargebiet in unmittelbarer Nachbarschaft der oberen und unteren Weisheitszähne dargestellt, nach *Beisch* ist hier auch die spezielle Energetik der *Yang*-Niere präsent.

Die Bedeutung des Niere-Blase-Funktionskreises ergibt sich daraus, dass er nicht nur die Funktionen von Niere und Blase, sondern auch die des gesamten Urogenitalgebiets einbezieht. So können funktionelle Beschwerden der Urogenitalorgane von Mann und Frau über die korrelierenden Mundpunkte angegangen werden.

In der TCM werden diesem Funktionskreis ferner der Knochen, das Skelett, also alle Hartsubstanzen samt den Zähnen zugeschrieben. Damit ist speziell die

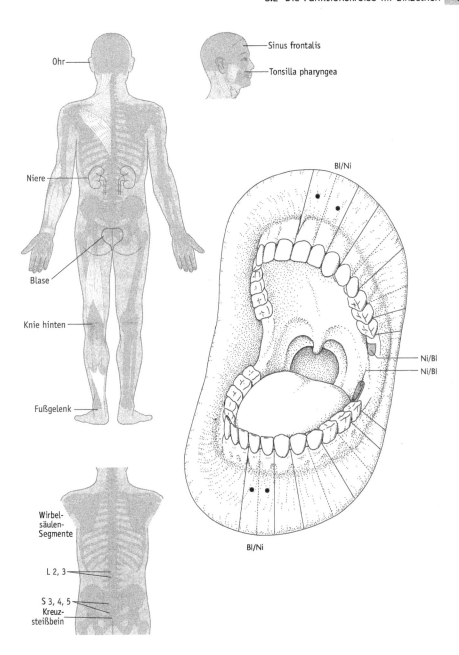

Abb. 10 *Niere-Blase-Funktionskreis*

tragende Funktion der Wirbelsäule und des gesamten Haltegerüsts angesprochen.

Die hier analoge psychische Qualität ist die innere Stabilität und Festigkeit des Menschen. Das Harte im Körper versinnbildlicht zugleich die innewohnende Fähigkeit, Härte und Kälte durchzustehen („sich abhärten").

Kälte ist – ebenso wie der Winter – die analoge Klimamodalität: die Herausforderung, sowohl Frost als auch zwischenmenschliche Härten zu bewältigen.

Das Sich-Zusammenziehen und Zurückweichen bei Kälteeinwirkung ist symbolisch für die psychische Zuordnung – traditionell die „Angst", die leicht auch Enge und Verklemmung mit sich bringt.

Von den Sinnesorganen wird das Ohr, d. h. die sich aus der Schallperzeption des Innenohrs ergebende Hörfunktion, dem Niere-Blase-Funktionskreis zugeordnet. So werden manche Formen der Innenohrschwerhörigkeit, des Tinnitus und des M. Ménière erst aus der Wechselbeziehung zu dem funktionell gestörten Niere-Blase-Funktionskreis verständlich.

Dem Funktionskreis sind speziell die Lendenwirbelsäule entsprechend den Segmentbeziehungen (Head-Zonen) von Niere und Blase, sowie Partien der unteren Extremitäten zugeordnet. Der generelle Wirbelsäulenbezug lässt sich aus dem Verlauf des Blasen-Meridians erklären, der, beginnend am inneren Augenbrauenwinkel, paravertebral über das gesamte Dorsum bis zur kleinen Zehe verläuft und damit einen Bezug zur Wirbelsäule, zu Teilen des Schädels bis hin zur Stirnhöhle herstellt. Deshalb stehen insbesondere die zur Mittellinie tendierenden Reizzustände und Schmerzen an Kopf und Rücken und die in der Rachenmitte befindliche Tonsilla pharyngea in funktioneller Beziehung zum Niere-Blase-Funktionskreis.

> Als Grundregel für die Indikation der dem Niere-Blase-Funktionskreis zugehörigen Mundakupunkturpunkte gelten demnach die Störungen im gesamten Urogenitalsystem von Mann und Frau, Zephalgien, Trigeminusneuralgien des 1. Astes, Dorsalgien, Innenohrschwerhörigkeiten sowie Affektionen im Stirnhöhlen- und Epipharynxbereich.

Eine funktionelle Störung in diesem Funktionskreis wird nicht nur durch die jeweils druckempfindlichen zugehörigen Mundschleimhautareale signalisiert, sondern möglicherweise auch durch umschriebene Gingivitiden bzw. Parodontitiden an einzelnen Schneidezähnen. Ist eine gravierende funktionelle Schwäche im Niere-Blase-Funktionskreis bekannt, so empfiehlt es sich, die Indikation für Wurzelbehandlungen, Wurzelspitzenresektionen und Implantate an den Inzisivi äußerst kritisch zu beurteilen.

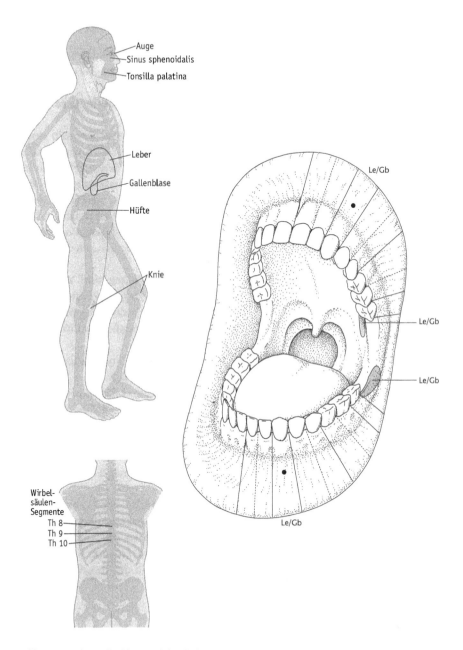

Abb. 11 *Leber-Gallenblase-Funktionskreis*

8.2.2 Leber-Gallenblase-Funktionskreis

Der Leber-Gallenblase-Funktionskreis (Abb. 11) wird in der Mundhöhle an den oberen und unteren Eckzähnen sowie an den diesen Zähnen labial gegenüberliegenden Vestibulumpunkten 013, 023, 033 und 043 repräsentiert.

Darüber hinaus ist der Leber-Gallenblase-Funktionskreis auch im Retromolargebiet des Ober- und Unterkiefers dargestellt.

Die Indikationen für die hier zugehörigen Mundpunkte betreffen zum einen Irritationen und funktionelle Störungen von Gallenblase und Leber, vor allem in bezug auf deren Entgiftungsfunktion, zum anderen liegt die Besonderheit dieses Funktionskreises nach dem Verständnis der TCM in seiner Beziehung und dem regulierenden Einfluss auf die Bewegungsdynamik, also die vielfältigen vom Muskel-Sehnen-Apparat gewährleisteten Bewegungsmuster in ihrer je nach Individuum ausgeprägten Eigenart. Das Bewegte – somatisch wie psychisch, Motorik wie Emotio – bedarf der Lockerheit und Flexibilität, d. h. der Fähigkeit, jeder Situation angemessen und spontan zu begegnen.

Das Unruhige und Plötzliche unter den Klimamodalitäten sind Wind und Wechselwetter, die auch für die Jahreszeit Frühling charakteristisch sind. Speziell bei überraschenden Reizen wird vom Menschen eine situative Reagibilität und Adaption gefordert – somatisch wie psychisch. Die traditionelle psychische Analogie „Wut, Zorn" fügt sich in dieses Bild ein.

Das dem Leber-Gallenblase-Funktionskreis zugehörige Sinnesorgan ist das Auge, d. h. die Sinnesfunktion des Sehens. Diese zeichnet sich durch laufendes Adaptieren und Fokussieren aus, gesteuert durch feinste muskuläre Aktion.

Die Verknüpfung von Gelenken der unteren Extremität – insbesondere von Knie- und Hüftgelenk – mit dem Funktionskreis ist aus dem Verlauf der Meridiane von Leber und Gallenblase begründbar. Hüft- und Kniebeschwerden lassen sich oft mittels der Mundakupunktur bessern. Der Bezug bestimmter Thorakalsegmente zum Leber-Gallenblase-Funktionskreis deckt sich mit den entsprechenden Head-Zonen.

Laut EAV werden Gaumentonsillen und Keilbeinhöhlen dem Leber-Gallenblase-Funktionskreis zugeordnet. Für die Tonsilla palatina gelten außer den Mundakupunkturpunkten des Leber-Gallenblase-Funktionskreises die lokalen, in der Neuraltherapie bekannten Injektionsorte am oberen und unteren Tonsillenpol. Beim tonsillektomierten Patienten kommt die Injektion in die Tonsillennarbe in Betracht.

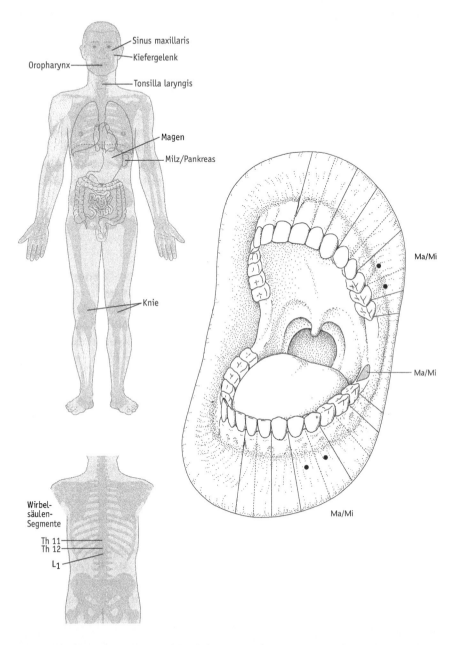

Abb. 12 *Milz/Pankreas-Magen-Funktionskreis*

> Als Grundregel für die Indikation der dem Leber-Gallenblase-Funktionskreis zuge-
> hörigen Mundakupunkturpunkte gelten demnach die funktionellen Störungen von
> Leber/Gallenblase, Kopfschmerzen/Migräne, Muskelverspannungen, Gelenk-
> beschwerden (speziell von Hüfte und Knie), Störungen von Tonsillen und Keil-
> beinhöhle, probatorisch auch bei Augenerkrankungen.

Auf einen oder mehrere Canini beschränkte entzündliche oder degenerative Ver-
änderungen an Gingiva bzw. Parodontium weisen auf eine mögliche Störung des
Funktionskreises hin. Die Überlastung der als Prothesenanker benützten, meist
parodontotischen Eckzähne bei älteren Menschen kann einen ohnehin belasteten
Leber-Gallenblase-Funktionskreis schwächen. *Voll* weist auf die Häufigkeit von
Hüftgelenksfrakturen bei diesen Patienten hin.

8.2.3   Milz/Pankreas-Magen-Funktionskreis

Der Milz/Pankreas-Magen-Funktionskreis (Abb. 12) ist im Oberkiefer an den
Molaren 6 und 7, im Unterkiefer jedoch an den Prämolaren 4 und 5 repräsentiert,
bedingt durch die Kreuzung der Meridiane von Magen und Dickdarm im Gesicht.
Soweit diese von der EAV postulierte Kreuzung in der Applied Kinesiology (AK)
nicht bestätigt wird, mag folgende Erklärung gelten: An den Zahngruppen 4/5 und
6/7 treffen zwei Meridianpaare zusammen, die miteinander einen gemeinsamen
Umlauf bilden. Solche Meridianpaare können sich in der Therapie bekanntlich
wechselseitig beeinflussen.

Der Milz/Pankreas-Magen-Funktionskreis ist weiterhin mit Punkten im Retromolargebiet des Ober- und Unterkiefers repräsentiert.

Die Besonderheit des Milz/Pankreas-Magen-Funktionskreises besteht darin,
dass 2 Organe, nämlich Pankreas und Milz, zum namengebenden inneren Organ
zusammengefasst sind. Diese in der frühen französischen Akupunktur gewonnene
Erkenntnis konnte durch bioelektrische Messungen bestätigt werden: Laut EAV
sind beide Organe symmetrisch an den Großzehen repräsentiert, das Pankreas
jedoch nur rechts, die Milz nur links. Der Magen als das zugehörige *Yang*-Organ
steht für die Verdauungsfunktion schlechthin.

Der Funktionskreis tritt uns in seinen Zuordnungen und Analogien am besten
vor Augen, wenn das hier zugehörige Gewebe, nämlich das Bindegewebe, die
Matrix, betrachtet wird. Das Bindegewebe als Interzellularsubstanz ist Grundlage
des Zelle-Milieu-Systems (nach *Pischinger*) und versorgt sowie entsorgt alle Organzellen. Die Interaktion dieses Interstitiums, das zwischen flüssig und kolloidal, zwischen Sol und Gel ausgleichend reguliert, spiegelt sich in der traditionellen Zuordnung der „Feuchtigkeit" zu diesem Funktionskreis.

Das dem Funktionskreis zugehörige Sinnessystem ist folgerichtig der Mund in seiner Eigenschaft als Eingangspforte zum Verdauungstrakt sowie Ausgangspunkt für die Verdauungsabläufe: Aufnahme (Kontakt), Verarbeiten (Prozess) und schließlich Einverleibung (Integration). Hierzu ist die Fähigkeit zur Konfrontation, zur Abwehr, aber auch zur Toleranz gegenüber Fremdem gefordert – Faktoren, die eine entscheidende Rolle im Immunisierungs- und Abwehrgeschehen spielen.

Verarbeitung und Integration sind auch im Psychischen und Mentalen notwendig, was in der traditionellen Zuordnung von „Grübeln, Besorgnis" zum Ausdruck kommt.

Der Bezug bestimmter Thorakal- und Lumbalsegmente zum Milz/Pankreas-Magen-Funktionskreis entspricht den jeweiligen Head-Zonen. Die zugeordneten Bereiche an den Gelenken der unteren Extremität ergeben sich aus dem Verlauf der zugehörigen Meridiane.

Die Beziehungen des Funktionskreises zur Thyreoidea, zum Larynx und zur Mamma erklären sich aus dem Verlauf des Magen-Meridians. Zum Funktionskreis zählen laut EAV als Lymphgebiet die Tonsilla laryngis als das dem Kehlkopf zugehörige Lymphgebiet, sowie der Sinus maxillaris.

> Als Grundregel für die Indikation der dem Milz/Pankreas-Magen-Funktionskreis zugehörigen Mundakupunkturpunkte gelten demnach funktionelle Erkrankungen des Verdauungstraktes (Gastritis, Blähungen etc.), Gesichtsschmerzen, Störungen von Kieferhöhlen, Larynx, Thyreoidea, Bindegewebsschwäche, Lymphabflussstörungen.

Die Mundhöhle ist bekanntlich der Ort vieler Störfaktoren, die die Magen- und Verdauungsfunktionen belasten. Solche Faktoren sind z. B. avitale und kariöse Zähne, gingivale und parodontale Prozesse, Quecksilberbelastung, galvanische Ströme infolge verschiedener Metalle und nicht zuletzt schlechte Kaugewohnheiten und mangelhafte Mundpflege.

Die Schwäche dieses Systems (chinesisch „Milz-Leere") lässt sich oft an den Zahneindrücken am Innenrand erkennen (s. a. Abb. 33, Farbtafel S. 70).

8.2.4 Lunge-Dickdarm-Funktionskreis

Dieser Funktionskreis repräsentiert sich im Vestibulum genau umgekehrt wie der vorhergehende: Laut EAV entsprechen dem Lunge-Dickdarm-Funktionskreis (Abb. 13) im Oberkiefer die Prämolaren und im Unterkiefer die Molaren: Vestibulumpunkte 014, 15; 024, 25; 036, 37 und 046, 47. Zur Frage dieser eventuellen Kreuzung gilt das bereits Gesagte.

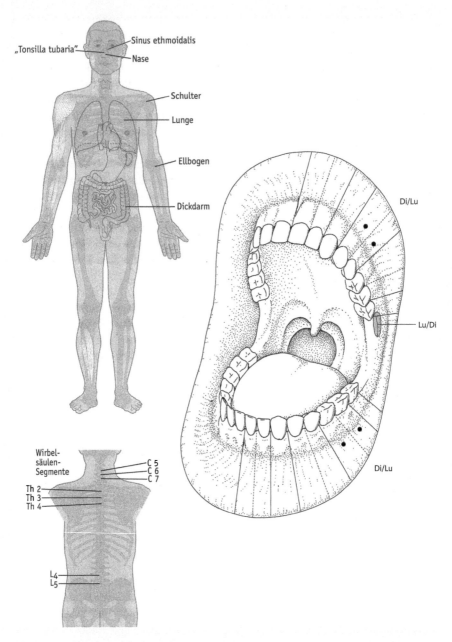

Abb. 13 *Lunge-Dickdarm-Funktionskreis*

Auch der Lunge-Dickdarm-Funktionskreis projiziert sich nochmals im Retromolargebiet von Ober- und Unterkiefer.

Die Besonderheit dieses Funktionskreises liegt in dem funktionellen Zusammenschluss von Schleimhäuten der Luftwege (Nase, Nebenhöhlen, Rachen, Mund, Luftröhre, Bronchien, Lunge) und des Darmes, speziell des Kolon. Die Schleimhäute der Luftwege, vor allem der Waldeyer-Rachenring, bilden zusammen mit den immun-aktiven Peyer-Plaques des Darmes besonders wichtige und wechselwirksame Bereiche des Immunsystems. Wie aus der starken lymphatischen Präsenz ersichtlich, besteht also eine enge Verflechtung des Lunge-Dickdarm-Funktionskreises mit dem Lymphsystem. Weitere prinzipielle Gemeinsamkeiten von „Lunge" und „Dickdarm" sind die in beiden „Oberflächensystemen" stattfindenden Symbiose- und Austauschvorgänge.

Dem Funktionskreis wird folgerichtig die Haut als Grenzschicht des Organismus mit ihrer Fähigkeit zum Transspirieren und zur Permeabilität zugeordnet.

Das hier einbezogene Sinnesorgan, die Nase, der Spürsinn, versinnbildlicht zugleich mit dem sich zyklisch und unausweichlich vollziehenden In- und Exspirium das Nehmen und Geben. So wird traditionell die hier geltende psychische Analogie im Hergeben und Loslassen, in Verlust und „Traurigkeit" angesichts der Grenzsituationen des Lebens gesehen.

Innerhalb der dem Funktionskreis zugeordneten Lymphgewebe schreibt *Voll* insbesondere die „Tonsilla tubaria", d. h. das im seitlichen Nasen-Rachen-Ohrtuben-Bereich befindliche Lymphgebiet, dem Organverbund zu. Die dem Lunge-Dickdarm-Funktionskreis zugehörigen Wirbelsäulenbereiche decken sich mit den entsprechenden Head-Zonen.

> Als Grundregel für die Indikation der dem Lunge-Dickdarm-Funktionskreis zugehörigen Mundakupunkturpunkte gelten demnach funktionelle Erkrankungen sowohl der Atemwege als auch des Kolon, Infektanfälligkeit, Hautkrankheiten.

Die heute weit verbreiteten funktionellen Dickdarmstörungen wie Obstipation, Diarrhö, Kolitis und Dysbiose sind erfahrungsgemäß wesentliche Stör- und Belastungsfaktoren des gesamten Lunge-Dickdarm-Funktionskreises. Demzufolge wirken sich alle Maßnahmen, die die Funktion des Dickdarms in seiner Rolle als Verdauungsorgan und als Träger der Mikroflora berücksichtigen, auf den gesamten Funktionskreis und besonders auf die Schleimhäute der oberen und unteren Luftwege günstig aus.

8.2.5 Herz-Dünndarm-Funktionskreis

Der Herz-Dünndarm-Funktionskreis (Abb. 14 und 15) ist in der Mundhöhle an den oberen und unteren Weisheitszähnen und den ihnen entsprechenden Vestibulumpunkten 018, 028, 038 und 048 repräsentiert.

Die Weisheitszähne wie die ihnen zugehörigen Punkte bilden die Mitte und den Übergang zwischen Vestibulum- und Retromolarpunkten, können also beiden Systemen zugerechnet werden.

Die dem westlichen Mediziner ungewohnte funktionelle Zusammenfassung von Herz und Dünndarm ist durch die Messergebnisse der EAV bestätigt. Das Herz als rhythmisches Organ wird offensichtlich durch übermäßige und dem Verdauungsrhythmus zuwiderlaufende Belastungen des Darms, etwa durch üppige und spät eingenommene Mahlzeiten, in Mitleidenschaft gezogen, wie sich aus der Anamnese vieler Herzinfarktpatienten ergibt. Eigenartigerweise sind sowohl Herz als auch Dünndarm – im Vergleich zu anderen Organen – extrem selten von malignen Tumoren befallen.

Die Verknüpfung von Herz und Weisheitszahn wird durch den Hinweis amerikanischer Zahnärzte bestätigt, dass Herzinfarkten zuweilen heftige Schmerzsensationen im Gebiet des an sich befundfreien Weisheitszahns vorausgehen.

Zum Verständnis des Funktionskreises ist auf die über den Organbegriff hinausgehende Deutung der TCM hinzuweisen, die in dem Herzen nicht allein das muskuläre Pumpenorgan, sondern weit mehr das Medium der Durchpulsung und Belebung sieht. Das Herz, als Spiegel der emotionalen Ausstrahlung, stellt die seelisch-geistige Mitte des Menschen dar, traditionell mit dem Begriff „Shen" umschrieben und mit der psychischen Entsprechung „Freude" ausgedrückt. Strahlkraft ist auch das Wesen des hier zugeordneten Feuers, von Wärme und Sommerzeit.

Als spezifisches Gewebe gehört zum Funktionskreis das gesamte Gefäßsystem mit dem Blut, dem Alles verbindenden Kommunikator im Organismus.

Als Sinnesorgan ist dem Funktionskreis die Zunge zugeordnet, allerdings als das Organ der Sprache und der Kommunikation (vgl. lateinische Bedeutung von lingua).

Die dem Herz-Dünndarm-Funktionskreis zugehörigen Wirbelsäulensegmente entsprechen den Head-Zonen (Segmenten) dieser beiden Organe.

Das speziell zugehörige Lymphgebiet ist laut EAV die am Zungengrund gelegene Tonsilla lingualis. Statt einer der Nebenhöhlen ist laut EAV das Mittelohr samt dem Zellsystem im Mastoid funktionell mit dem Herz-Dünndarm-Funktionskreis verknüpft. Die dadurch gegebene Beziehung des Mittelohrs zum Dünndarm erklärt die Ätiologie vieler Säuglings-Otitiden, denen meist Ernährungsfehler und Störungen der Darmfunktion zugrunde liegen.

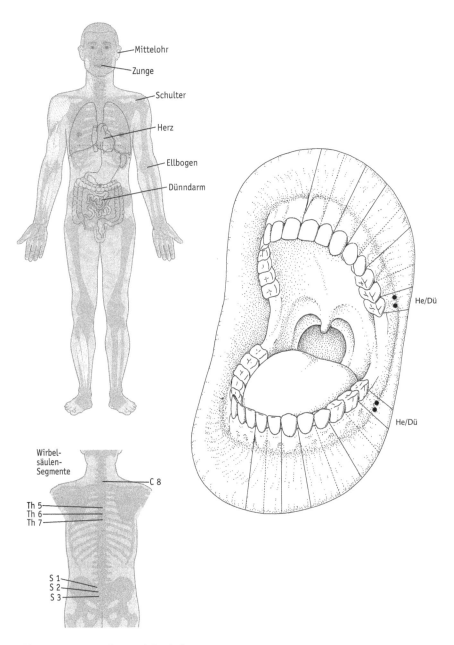

Abb. 14   *Herz-Dünndarm-Funktionskreis*

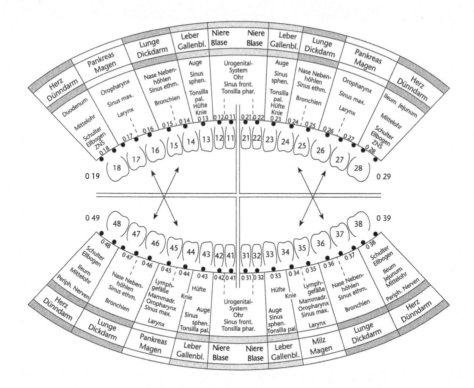

Abb. 15 *Beziehungen der fünf Funktionskreise zu den Vestibulumpunkten, den Zähnen und Paradontien*

Alle entzündlichen Gingival- und Parodontalprozesse sowie die häufige Dentitio difficilis der Weisheitszähne können sich belastend auf den Herz-Dünndarm-Funktionskreis auswirken. Nach den Erkenntnissen der Mundakupunktur und ebenso der EAV ist das Weisheitszahn-Odonton von spezieller energetischer und damit auch therapeutischer Wertigkeit. Daher sollten alle Eingriffe in diesem Areal strenger Indikation unterliegen: Zum einen Vermeidung von nicht dringlichen Zahnentfernungen, v. a. soweit die Zähne vital sind; zum anderen jedoch Extraktion bzw. Operation von avitalen, beherdeten, retinierten bzw. impaktierten oder sonst deutlich störfeldverdächtigen Weisheitszähnen.

8.3 Mundakupunktur und Körperakupunktur

8.3.1 Das Meridianpaar Dreierwärmer-Perikard

In der TCM ist noch ein weiteres gekoppeltes Meridianpaar bekannt, für das jedoch keine spezifische Organzuordnung gilt. Dies erschwert die Einordnung und führte zu den schwer verständlichen Namen Dreierwärmer- sowie Kreislauf- bzw. – heute bevorzugt – Perikard-Meridian.

Dieses Meridianpaar ist dem Fünf-Elemente-Modell nur indirekt angegliedert: Es wird traditionell dem Herz-Dünndarm-Funktionskreis angeschlossen, mit dem es durch gleiche Analogzuordnungen große Gemeinsamkeiten aufweist. Der *Yin*-bezogene Perikard-Meridian steht dem Herz-Meridian auch in seinen Indikationen nahe; er reguliert speziell die Herzrhythmik. Für den Dreierwärmer-Meridian konnte die EAV einen Zusammenhang mit der Funktion einzelner endokriner Drüsen nachweisen: Über die Anfangspunkte des Meridians lassen sich mittels bioelektrischer Messungen Aussagen über bestimmte Hormondrüsen gewinnen.

Der Dreierwärmer mit seinem *Yin*-Partner Perikard ist in der Mundhöhle durch die RAM-Punkte am Vorderrand der Mandibula repräsentiert. *Van Nghi* beschreibt einen inneren Ast des Dreierwärmers, der um das Kiefergelenk ziehe (s. a. Abb. 22, Farbtafel S. 68).

Tatsächlich erweist sich bei vielen hormonellen Störungen, unter anderem bei manchen Migräneformen und zuweilen auch nach langjähriger Einnahme von Kontrazeptiva, das Gebiet am aufsteigenden Mandibulaast unterhalb des Kiefergelenks als auffällig druckempfindlich. Oft finden sich gleichzeitig irritierte Dreierwärmer-Punkte in der Ohrmuschel innerhalb der Incisura intertragica. Werden diese Ohrpunkte therapiert, so wird die Druckempfindlichkeit der enoralen Dreierwärmer-Punkte meist „gelöscht".

8.3.2 Das Meridianpaar Lenkergefäß-Konzeptionsgefäß

Die beiden Mittellinien-Meridiane haben eine besondere Beziehung zur Mundhöhle und damit zur Mundakupunktur: Ihre beiden Punktketten setzen sich ins Cavum oris fort und enden dort. Der dorsale Mittellinien-Meridian, das Lenkergefäß (Du Mai) endet mit Punkt LG 27 am Oberkiefer-Frenulum; der ventrale Mittellinien-Meridian, das Konzeptionsgefäß (Ren Mai) endet mit Punkt KG 24 am Unterkiefer-Frenulum.

Nach der klassischen Akupunkturlehre hat das Lenkergefäß *Yang*-Qualität, das Konzeptionsgefäß *Yin*-Qualität. Bemerkenswerterweise zieht das *Yang*-bezogene

Lenkergefäß zum unbeweglichen Oberkiefer, das *Yin*-bezogene Konzeptionsgefäß zum dynamisch agierenden Unterkiefer. *Voll* vertrat die Vorstellung, dass von den oberen und unteren Lippenbändchen aus eine Art „Ringgefäß" entlang des M. orbicularis oris weiterziehe. Bei einer solchen Deutung käme es im Retromolargebiet zum Zusammentreffen beider Meridiane und damit zum polaren Ausgleich.

Das ventrale Konzeptionsgefäß trägt im Unterleibsbereich besondere Energiepunkte (KG 4, KG 6); zwischen Nabel und Xiphoid weist das KG eine enge Beziehung zum Verdauungstrakt auf (Magen-Alarmpunkt KG 12); auf dem Sternum ist eine besondere Beziehung zu Herz/Kreislauf und dem Respirationstrakt in den Punkten gegeben. Diese Zuordnungen stimmen mit den Segmentetagen nach Head überein.

Die Punkte auf dem Sternum, insbesondere der KG 17 in Mamillenhöhe, erweisen sich heute bei vielen Patienten als hoch drucksensibel, meist als Ausdruck von Stress- und Überforderungssituationen. Darum kann die Irritation als Signal für die reduzierte psychische Belastbarkeit des Patienten gelten: Ein wichtiges Kriterium im Hinblick auf geplante größere Eingriffe.

Von gleicher Bedeutung ist der Punkt KG 21 (KG 20) im oberen Sternalbereich. Dieses Areal erweist sich bei mehr als 50 Prozent der Patienten heute als druckschmerzhaft. Aus der Topographie des Punktes über dem Thymus kann – wie die Erfahrung bestätigt – geschlossen werden, dass von diesem Punkt aus auch eine Reflexwirkung auf das Immunsystem zu erzielen ist. Ein vielfach bestätigter Effekt, der sich oft schon durch eine kräftige Druckmassage erreichen lässt, ist die Verbesserung der Reklination des Kopfes und ein freierer Lymphabfluss von Kopf und Hals. Diese beiden Sofortreaktionen sind Folge der Entspannung von Muskulatur und Sehnen im Halsbereich (M. hyoideae, M. biventer, M. scaleni, Platysma etc.). Muskelspannung und -verkürzung dieser ventralen Muskeln bleiben nicht ohne Folge für die Nackenmuskulatur und das Nackenrezeptorenfeld.

So empfiehlt es sich, bei funktionellen Störungen der Halswirbelsäule wie auch des Kiefergelenks samt allen mit einer Störung dieser Bereiche einhergehenden funktionellen Erkrankungen die Therapie des Punktes am oberen Sternum (KG 21/KG 20) in die Behandlung einzubeziehen.

Aus der vielfachen Wechselwirkung dieses Punktes lässt sich folgern, dass mit der Relaxierung der ventralen und dorsalen Halsmuskulatur und der davon abhängigen Kopfhaltung letztlich sogar das Lymph- und Immunsystem günstig beeinflusst wird. Bei der Punktnadelung auf dem Sternum verstärkt der fast unvermeidbare Periostreiz die Wirkung. Am oberen Sternalrand (KG 22) kann beim akuten Asthma-Anfall eine intensive Akupressur mit Periostreiz hilfreich sein.

Die Punkte von LG und KG am Kopf zeichnen sich durch ihre Immediatwirkung aus: Durch den Punkt KG 24 in der Kinnmulde lässt sich der Würgereiz zumindest temporär eindämmen oder gar aufheben. Der Punkt LG 20 auf der Schädelhöhe zeichnet sich durch seine unmittelbar entspannende Angst und Unruhe lösende Wirkung aus. Der Kollapspunkt auf der Oberlippe (LG 26, in der Mitte zwischen Oberlippe und Nasenboden) kann auch mit jedem spitzen Gegenstand (Bleistift, Fingernagel) im Notfall stimuliert werden. Da die Stimulation dieses Punktes sogar beginnende epileptische Anfälle speziell bei Kindern zu kupieren vermag, geht von diesem Punkt offenbar eine zentrale Wirkung aus: Mobilisiert wird das Wachbewusstsein und nicht der Kreislauf; so ist bei Notfällen die Kombination mit der üblichen westlichen Reanimation möglich.

8.4 Der Lymph-Belt

Zwischen den Punkten am oberen Thorax, vor allen auch den erwähnten Sternalpunkten, ließ sich eine Wechselwirkung mit den Retromolarpunkten und den Vestibulumpunkten – speziell im Bereich der unteren Prämolaren – beobachten. Es fiel eine horizontale Ausbreitung von Lymph-wirksamen Punkten am Sternoklavikulargelenk und weiter lateral infraklavikulär auf. Schließlich ließ sich eine entsprechende Punktkette in gleicher Höhe auch dorsal finden, was zur Entdeckung eines Lymph-Belts führte (Abb. 16 und Abb. 34–36, Farbtafel S. 71).

Diese den Hals also umrundende Punktkette hat ihre Zentren ventral am oberen Sternum (KG 20 oder KG 21, Abb. 35, Farbtafel S. 71), dorsal in Höhe des 7. Halswirbels (LG 14). Diese Punkte sind besonders häufig druckempfindlich, doch treten paramedian oft weitere Punkte auf, ventral am Sternoklavikulargelenk (Ni 27), dorsal Punkte, die 1 Querfingerbreite neben der Medianen zu finden sind (trad. *Hua-Tuo*-Punkte). Bei lang bestehenden chronischen Lymphbelastungen sind dann auch weitere Punkte in der horizontalen Fortsetzung zu finden, die nicht immer mit traditionellen Akupunkturpunkten identisch sind.

Gleichzeitig mit den drucksensiblen Punkten am Lymph-Belt besteht oft ein Druckschmerz und/oder leichter Quellungszustand im Kieferwinkel (hinter der Mandibel, vor dem Mastoid, 3E 17). Dieser darf nicht mit Lymphknoten verwechselt werden, die leichte Induration des lokalen Gewebes zeichnet sich am deutlichsten im Seitenvergleich ab. Ein einseitiger Befund am Kieferwinkel korrespondiert meist mit auffälligen homolateralen Lymph-Belt-Punkten: Hinweis auf einen Prozess, z. B. ein Störfeld auf der gleichen Seite. Zu beachten ist, dass die Palpation am Kieferwinkel besser in einer kraniokaudalen Schiebebewegung erfolgt, um nicht den Atlas-Querfortsatz zu erfassen.

Bei Therapie der betroffenen Lymph-Belt-Punkte löst sich in der Mehrzahl der Fälle der Druckschmerz und die Verquellung am Kieferwinkel spontan auf. Solche

Sofortreaktionen weisen auf ein noch funktionsfähiges Regulationssystem hin, doch ist die Kontrolle an den folgenden Tagen wichtig, weil der frühere Irritationszustand oft schon bald wieder eintritt, wenn die Störfeldbelastung persistiert.

Bei allen Fällen chronischer Entzündungen im Kopfgebiet und den dann meist anzutreffenden Irritationspunkten in der Mundschleimhaut sollten unbedingt die Punkte des Lymph-Belts kontrolliert und ggf. in die Therapie einbezogen werden. Das gilt speziell auch für Infektanfälligkeit bei Kindern: Hier können die Punkte mit Softlaser therapiert werden; daheim auch durch Einreiben des Lymph-Belts mit einer Lymphsalbe.

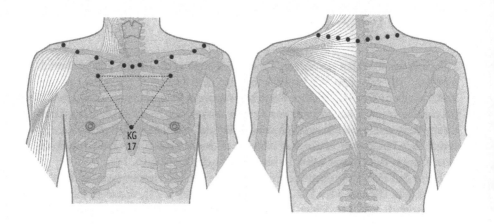

Abb. 16   *Lymph-Belt (ventral und dorsal)*

9 Das Retromolargebiet als ein besonderes Punktzentrum

Dem Retromolargebiet (Abb. 17) fällt wegen seiner hervorragenden therapeutischen Wirksamkeit eine besondere Bedeutung zu.

Für die Retromolarpunkte gilt gleichermaßen, dass jeder Punkt mit einem gekoppelten Meridianpaar und damit einem speziellen Funktionskreis korreliert. Die Kenntnis des Systems der Vestibulumpunkte mit ihren deutlich abgrenzbaren Funktionskreis-Zuordnungen kann das Verständnis für das Retromolargebiet erleichtern.

9.1 Punkte des Retromolargebiets

In den vier Retromolargebieten finden sich Punkte für alle Funktionskreise, wobei die Repräsentation des Herz-Dünndarm-Funktionskreises an den oberen und unteren Weisheitszähnen gleichzeitig Teil des Retromolargebiets wie der Vestibulum-Somatotopie ist.

Die therapeutische Erfahrung hat eine **Rangordnung zwischen Vestibulum- und Retromolarpunkten** erkennen lassen: Die Therapie an Retromolarpunkten vermag eine Irritation analoger Vestibulum-Punkte zu reduzieren bzw. zu beheben. In umgekehrter Richtung ist dieses Auslöschphänomen nicht beobachtet worden.

Lage der Punkte im Oberkiefer-Retromolargebiet

Hier finden sich die jeweiligen Korrespondenzpunkte auf engstem Raum repräsentiert. Im Oberkiefer-Retromolargebiet befinden sich Punkte des Lunge-Dickdarm-Funktionskreises bukkal und distal am Neunerareal, eben in der Nische, in der der palpierende Finger eine Begrenzung nach distal-kranial findet. In Verlängerung der Kaufläche des Weisheitszahnes – also zentral im Neunerareal – liegen Punkte des Nieren-Blase-Meridians; die Punkte für den Leber-Galle-Funk-

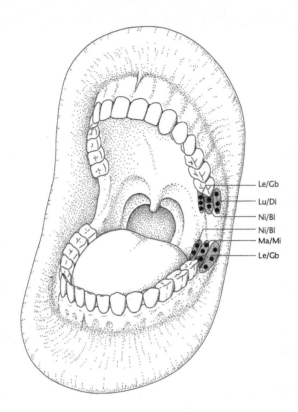

Abb. 17 *Das Retromolargebiet als funktionelles Zentrum. Die Repräsentation der einzelnen Funktionskreise bzw. Meridiane in dem Retromolargebiet können entsprechend der Abbildung zugeordnet werden.*

tionskreis sind nach palatinal, also zum harten Gaumen hin, aber noch im Grenzgebiet des Neunerareals gelegen.

Lage der Punkte im Unterkiefer-Retromolargebiet

Hier füllen die Retromolarpunkte das Trigonum retromolare aus und erstrecken sich ein wenig über das eine Molaren-Alveole umfassende Neunerareal nach distal hin.

In Fortsetzung der Weisheitszahn-Kaufläche finden sich Punkte des Magen-Milz-Funktionskreises. Dicht am Weisheitszahnhinterrand ist bukkal im Neunerareal der Leber-Galle-Funktionskreis repräsentiert; lingual im Neunerareal finden sich Punkte des Nieren-Blase-Funktionskreises etwa auf der halben Strecke zur Wurzelspitze eines fiktiven neunten Zahnes.

9.2 Therapieerfahrungen im Retromolargebiet

Die Indikationen des Retromolargebiets erfassen schwerpunktmäßig zum einen die Bewegungselemente, die den einzelnen Funktionskreisen zugeordnet sind, zum anderen die jeweilige psychisch-vegetative Komponente, die von hier aus besser angesprochen werden kann als über die Vestibulumpunkte. Das Retromolargebiet von Ober- und Unterkiefer – in Verbindung mit dem benachbarten Weisheitszahngebiet mit dessen Herzzuordnung – hat sich als Therapieareal für psychisch überlagerte Krankheitsbilder, wie z. B. psycho-vegetative Dystonien und depressive Stimmungslagen, bewährt.

Anatomisch ist das Retromolargebiet durch seine Nachbarschaft zur Tonsille bzw. zum Waldeyer-Rachenring geprägt und weist daher günstige Indikationen für die Regulation des Lymphabflusses und die Immunmodulation auf. Die Nähe zu den Kopfgelenken, vor allem Atlas und Axis, ergibt wiederum eine spezielle Reflexwirkung auf die hier so häufigen Funktionsstörungen.

Die bei Kopfherden häufig anzutreffenden Bewegungseinschränkungen fügen sich in diese Akupunkturerfahrung ein und bestätigen die starke Verflechtung sowohl des Retromolargebiets als auch der Halswirbelsäule mit dem Lymphsystem des Kopfes. Daher lassen sich vom Retromolargebiet aus besonders eindrucksvoll lymphatische Stauungen im Kopfbereich sowie Bewegungseinschränkungen der Halswirbelsäule beeinflussen. Auch die oft druckempfindlich anzutreffenden parazervikalen Adler-Punkte lassen sich durch Therapie im Retromolargebiet auffallend häufig auflösen.

Aufgrund der mannigfaltigen, alle Funktionskreise betreffenden Organwechselbeziehungen des Retromolargebiets können entzündliche Irritationen, impaktierte Weisheitszähne, die Weisheitszähne bedeckende Gingivalkapuzen, tiefe Parodontaltaschen, Zysten etc. in und um das Neunerareal schwerwiegende Belastungen für den Organismus darstellen und Störfeldcharakter annehmen. Deshalb ist eine gründliche Diagnostik und Sanierung aller Störfaktoren im Retromolargebiet und dem angrenzenden Weisheitszahngebiet besonders wichtig. Selbst nach Extraktion können Reststotiden persistieren, die röntgenologisch oft unerkannt bleiben und erst mittels bioelektrischer Testmethoden nachweisbar werden.

Der besonderen Anfälligkeit gegen Störreize jeder Art steht die breite therapeutische Wirksamkeit des neu gefundenen retromolaren Punktsystems gegenüber.

9.3 Besonders bewährte Indikationen

9.3.1 Punkte im Oberkiefer-Retromolargebiet

Therapeutisch besonders bewährte Retromolarpunkte liegen im Neunerareal des Oberkiefers, dem am häufigsten druckempfindlichen Mundschleimhautareal (s. a. Abb. 20 und 21, Farbtafel S. 67). Das Oberkiefer-Retromolargebiet ist nahezu regelmäßig irritiert und ein hervorragender Therapieort bei allen Affektionen von Nase, Nebenhöhlen, Bronchien, Ohrtrompete und Mittelohr.

Die Therapie an den druckempfindlichen Punkten bewirkt hier meist eine rasche Besserung von Beschwerden im Respirationstrakt, besonders eindrucksvoll bei den verschiedenen Sinusitisformen. Etwaige Funktionsstörungen im Digestionstrakt, speziell des Kolon, werden oft gleichzeitig gebessert, was die Funktionsverknüpfung bestätigt, die sich in der meist korrespondierenden Druckempfindlichkeit von Dickdarm-Punkten an Armen und Händen zeigt.

Die Oberkiefer-Retromolarpunkte sind außerdem ein ausgezeichneter Therapieort für Schulter- und Armbeschwerden. Akupunkturmäßig lässt sich dies dadurch erklären, dass die die Schulter überziehenden Meridiane im Oberkiefer-Retromolargebiet auf engstem Raum zusammenkommen: Herz-Dünndarm am oberen Weisheitszahn, Lunge-Dickdarm distal-bukkal davon im Neunerareal, und Dreierwärmer-Perikard wenig kaudal davon an der aufsteigenden Mandibelkante. Die Wechselbeziehung der Retromolarpunkte zur Halswirbelsäule dürfte bei der Therapiewirkung von Schulter-Arm-Beschwerden ebenfalls eine Rolle spielen. Hier sind der untere Bereich der Halswirbelsäule und der zerviko-thorakale Übergang im palatinalen Neunerareal repräsentiert. Die BWS-Projektion reicht mit ihren Punkten noch weiter in das Grenzgebiet des harten Gaumens hinein.

Im Retromolargebiet gesetzte Impulse bewirken offensichtlich eine Verstärkung der körpereigenen Regulation, die nicht nur an dem vordergründig erscheinenden entzündlichen lokalen Geschehen ansetzt. So wird hier wiederum deutlich, dass viele Beschwerden im Kopf-Hals-Schulterbereich erst verständlich und gezielt therapierbar werden, wenn die eher stummen Dysfunktionen innerer Organe, wie die häufige Kolon-Dysfunktion im Falle des Schulter-Arm-Syndroms, einbezogen werden.

Vom oberen Retromolargebiet aus lassen sich folglich sinugene Zephalgien sowie Kiefer- und Gesichtsschmerzen einschließlich der Trigeminus-Neuralgie therapeutisch gut angehen.

Die Nische, die der palpierende Finger distal-kranial am Neunerareal erreicht, ist ein Zugang zum M. pterygoideus lateralis: Der hier so oft anzutreffende Druckschmerz ist häufig auch Ausdruck einer Spannung und Verkürzung dieses Muskels.

Injektionen in dieses Areal können erfahrungsgemäß den Muskel im Sinne einer Reflexwirkung relaxieren, auch wenn nur Ausläufer erreicht werden. Die Überschneidung von myogen ausgelösten und Akupunkturpunkt-bezogenen Irritationen erschwert eine Differenzierung, welcher Faktor der primär ursächliche ist. Der Vorteil der Therapie im Retromolargebiet ist jedoch, dass sämtliche hier zusammenkommenden Faktoren angesprochen werden können.

9.3.2 HWS-Repräsentation

Die Regel, dass obere Körperbereiche eher an den Oberkieferpunkten, untere Körperbereiche an denen des Unterkiefers repräsentiert sind, gilt nicht für die Halswirbelsäule.

Die Repräsentation der Kopfgelenke (Atlas/Axis) findet sich im Unterkiefer, und zwar lingual im Neunerareal, also dort, wo sich auch der Niere-Blase-Funktionskreis punktuell darstellt. Hingegen ist die untere HWS, so auch der zervikothorakale Übergang (C7/Th1), im oberen Neunerareal, und zwar palatinal repräsentiert.

Die Verbindung zwischen den Repräsentationsorten der Kopfgelenke im Unterkiefer und der unteren HWS im Oberkiefer verläuft durch die Plica zwischen oberem und unterem Neunerareal, offensichtlich aber nicht als gerade Linie, sondern bogenförmig gewunden, den Gaumenbogen tangierend.

Die Repräsentation der Halswirbelsäule im Retromolargebiet hat eine besondere therapeutische Relevanz, sind doch die Kopfgelenke C0/C1/C2 bei sehr vielen Patienten funktionsgestört. Der Projektionsort von C0/C1 ist bei vielen Mikrosystemen unmittelbar benachbart mit der sich anschließenden Projektion von Medulla oblongata und Pons. Dem zervikokranialen Übergang fällt eine besondere Rolle zu, denn auch das Nackenrezeptorenfeld ist über die Punkte der Kopfgelenke und des dicht daneben repräsentierten Stammhirns reflektorisch erreichbar, wie die therapeutische Erfahrung vielfach bestätigt hat.

Die Reflextherapie entspannt offensichtlich die in der Tiefe gelegenen kurzen Nackenmuskeln (M. rectus, M. obliquus u.a.). Diese Muskeln sind durch andere Therapieverfahren schlecht erreichbar, so dass sich die Retromolartherapie als Methode der Wahl auch bei Tinnitus und Schwindel anbietet, wenngleich für solche Indikationen keine übertriebenen Erwartungen gehegt werden sollten. Nach *Sauer* ist gerade bei Hörsturz wie auch bei Tinnitus eine so früh wie möglich einsetzende Therapie über die HWS-Retromolarpunkte am erfolgversprechendsten, weil zumindest die zervikogene Komponente ausgeschaltet wird. Optimal ergänzt wird dies durch Mitbehandlung des Kiefergelenks bzw. der craniomandibulären Dysfunktion (CMD).

Nach den Erkenntnissen der EAV unterhält die Halswirbelsäule Beziehungen zu allen Organen des Gesichtsschädels und somit auch zu sämtlichen Meridianen bzw. Funktionskreisen.

9.3.3 Punkte im Unterkiefer-Retromolargebiet

Die benachbarten Projektionen von Dünndarm- und Blasen-Meridian im Weisheitszahn-Neunerareal des Unterkiefers verleihen diesem Gebiet seine besondere therapeutische Wirksamkeit für vertebragene Beschwerdebilder. Auch die mit dem Blasen-Meridian korrelierenden Lumbalgien und Ischialgien sowie Störungen im Urogenitaltrakt können vom Retromolargebiet des Unterkiefers aus behandelt werden (s. a. Abb. 24, Farbtafel S. 69).

Bei Ischialgien findet sich oft eine Druckschmerz-Zone, die bereits bukkal am 7. Molaren beginnt und sich bis in das Neunerareal erstreckt; hier spielen die Zusammenhänge des Kolonsegments wie auch die Einbindung des Leber-Gallenblase-Funktionskreises eine Rolle.

Lumbalgien und speziell Störungen des Iliosakralgelenks werden aber auch von den lingual gelegenen Punkten des Nieren-Blase-Funktionskreises aus gut beeinflusst.

Nach den Erkenntnissen der EAV ist im Retromolargebiet die „Yang-Niere" repräsentiert mit ihrer ganz besonderen energetischen und endokrinen Qualität: Die EAV hat für die Yang-Niere eine Korrelation zur Nebenniere postuliert.

II Praxis

10 Mundakupunktur in der Praxis

10.1 Indikationen

Die Besonderheit der Mundakupunktur liegt darin, dass über spezifische Schleimhautpunkte sowohl die Meridiane in ihrer Kopplung zu Funktionskreisen als auch spezielle Körperbereiche, z. B. das Bewegungssystem, therapeutisch erreicht werden können. Zusätzlich können über analoge extraorale Punkte (→ Abb. 8), an Lippen und Wangen gleiche therapeutische Effekte erzielt bzw. verstärkt werden. Die o.g. Vorteile der Mundakupunktur (→ Kap. 6) machen sie zu einer für alle Fachbereiche geeigneten Therapiemethode.

Die Indikationen im Einzelnen sind:
- Kopfschmerzen, speziell Spannungskopfschmerz, Migräne
- Gesichtsschmerzen, Trigeminusneuralgie
- Craniomandibuläre Dysfunktion mit Kiefergelenksschmerzen, Schmerzen im Bereich von Zahn und Kiefer
- Schmerzen und Dysfunktionen an der Wirbelsäule, an den Gelenken der oberen und unteren Extremität
- Muskelspannungen und Verkürzungen, Myalgien, myofasziale Schmerzsyndrome
- Funktionelle Störungen im Respirations-, Digestions- und Urogenitalsystem
- Schwindel, funktionelle Herz-Kreislauf-Beschwerden
- Infektanfälligkeit - speziell akute und chronische Infekte der Luftwege
- Psychovegetative Beschwerdebilder, auch mit endokriner Komponente
- Zur Begleitbehandlung bei Tinnitus und Hörsturz

10.2 Kontraindikationen

Nach 30-jähriger Erprobungszeit kann ausgesagt werden, dass unerwünschte Nebenwirkungen bei der Mundakupunktur nur extrem selten auftreten; Voraussetzung ist allerdings, dass die Mundakupunktur lege artis ausgeführt wird. Druckbeschwerden infolge der gesetzten Quaddeln sind vermeidbar, wenn diese unmittelbar nach der Injektion gut einmassiert werden. Eventuell auftretende Hämatome sind allenfalls eine kosmetische Frage und bereiten in aller Regel keine Schmerzen.

Unbeabsichtigte, evtl. sogar kontraindizierte Wirkungen, wie sie aufgrund der Punktdichte bei der Ohrakupunktur vorkommen können, sind in der Mundhöhle nicht zu befürchten: Es liegen jeweils nur Punkte mit sich ergänzenden Indikationen benachbart zueinander.

10.3 Mögliche Nebenwirkungen

Zuweilen kommt es gerade nach der ersten Behandlung zu einer so genannten Erstverschlimmerung, worauf der Patient zuvor hingewiesen werden sollte. Grundsätzlich müssen solche Erstverschlimmerungen als Ausdruck der wieder in Gang gekommenen körpereigenen Regulation aufgefasst werden. Offensichtlich vermag der an einem oder mehreren gestörten Funktionskreisen gezielt angesetzte Reiz die erlahmte Regulationstätigkeit des Organismus wieder zu intensivieren. Eine solche positive Reaktion des Organismus zu kupieren, würde dem Ziel der eingeleiteten Behandlung zuwiderlaufen.

Die dicht neben den benachbarten Odontonen gesetzten therapeutischen Impulse können in seltenen Fällen latente Prozesse im Kieferknochen oder am Parodentium zum Aufflackern bringen. So kommt es gelegentlich im Gefolge einer Mundakupunktur-Behandlung zur Exazerbation eines dentogenen Störfelds. Der Therapeut wird dieses Signal des Körpers diagnostisch auswerten und den Patienten zur baldigen Herdsanierung veranlassen. Eine solche Reaktion ist somit eher als eine erwünschte Nebenwirkung der Mundakupunktur aufzufassen.

Die Behandlung ist besonders behutsam einzuleiten, um die Reaktion des Patienten abzuwarten.

Bei manchen, meist sensiblen Patienten begegnen dem Therapeuten Schmerzreaktionen an vielen Repräsentationsarealen gleichzeitig. Solche Patienten weisen oft die verschiedensten funktionellen Störungen auf. Hier verbietet es sich, zu viele therapeutische Impulse auf einmal zu setzen, weil dies die körpereigene Regulation überfordern würde.

10.4 Spezielle Praxishinweise

Sicheres Arbeiten in der Mundhöhle

Für ein sicheres, risikofreies Arbeiten in der Mundhöhle gilt:

- Die Mundhöhle ist optimal auszuleuchten, am besten mittels einer Stirnlampe.
- Vor Einführen der Nadel in die Mundhöhle muss sichergestellt sein, dass die Nadel ganz fest auf dem Konus der Injektionsspritze aufsitzt. Deswegen sollten vorzugsweise Einmalspritzen (Insulin-, Tuberkulinspritzen) verwendet werden.
- Führt man die Injektionsakupunktur mit Lokalanästhetika durch, so gelten dieselben Kautelen wie z. B. bei der Neuraltherapie. Eine etwaige Procain- oder sonstige Medikamentenallergie ist auszuschließen.
- Die Injektionen sollen nur oberflächlich vorgenommen und die Nadel deswegen tangential geführt werden. Der Erfolg der Mundakupunktur hängt ohnehin nicht von einer tiefen Injektion ab, sondern von dem genauen Treffen des Schleimhautpunkts.
- Verwendet man nur wenige ml Injektionslösung pro Akupunkturpunkt, am besten insgesamt nicht mehr als 2–3 ml eines schwachprozentigen oder mit physiologischer Kochsalzlösung verdünnten Lokalanästhetikums, so werden kaum irgendwelche unerwünschten Reaktionen zu beobachten sein. Die meisten handelsüblichen Lokalanästhetika sind allerdings für die Mundakupunktur ungeeignet, zum einen wegen der zugesetzten Vasokonstriktoren, zum anderen wegen ihrer zumeist zu hohen Konzentration. Ebenso sind Lokalanästhetika mit Depotwirkung kontraindiziert.
- Bei Patienten, die unter Antikoagulanzien stehen, ist bei der Injektionstechnik besondere Sorgfalt geboten. Ein möglicher Fehler bei der Behandlung im Weisheitszahn- und Retromolargebiet liegt darin, dass die Nadel zu tief eingestochen und ein Gefäß verletzt wird. Die dadurch entstehenden Hämatome können bis zum Unterkieferrand diffundieren und an der äußeren Haut sichtbar werden.

Mitarbeit des Patienten

Alle Ratschläge und Maßnahmen setzen voraus, dass sie vom Patienten akzeptiert und konsequent durchgeführt werden. Der oft schnelle und beeindruckende Anfangserfolg der Mundakupunktur trägt dazu bei, den Patienten von der Richtigkeit der angeratenen und für ihn oft einschneidenden Maßnahmen zu überzeugen.

Die aktive Kooperation des Patienten ist zugleich ein Maßstab für seinen Gesundungswillen. Die in längeren Abständen vorzunehmenden Kontrollbehandlungen erlauben es, den Palpationsbefund zu überprüfen und den Kooperationswillen wach zu halten. Für den Patienten ist es eindrucksvoll, wenn er anhand des Palpationsbefunds auf etwaige Diätsünden angesprochen wird.

Die bei der Mundakupunktur sich häufig ergebenden Hinweise auf dentogene Belastungen und Störfelder zwingen Arzt und Patient dazu, Erfolg versprechende und sinnvolle Wege der Sanierung anzustreben. Einerseits muss oftmals der behandelnde Zahnarzt erst davon überzeugt werden, dass ein sanierungsbedürftiges Störfeld vorliegt, das außer der nötigen Extraktion bzw. Operation auch eine Ausräumung der oft übersehenen periapikalen Ostitis verlangt. Andererseits gilt es zuweilen, angesichts einer funktionellen oder psychischen Überlastungssituation des Patienten den behandelnden Zahnarzt von der Kontraindikation für allzu rigorose Sanierungsmaßnahmen zum derzeitigen Zeitpunkt zu überzeugen.

11 Palpationsverfahren

s. a. Behandlungsbeispiel auf beiliegender CD-ROM

Bei Durchführung der Mundakupunktur ist ein genaues Lokalisieren der zu behandelnden Schleimhautpunkte erforderlich. Dies geschieht zweckmäßigerweise auf dem Wege der Palpation. Die Palpation führt in der sensiblen Mundschleimhaut zu guten Ergebnissen, während bioelektrische Detektionsverfahren infolge der Feuchtigkeit ausscheiden. Übrigens ist die palpative Berührung echte „Hands-on"-Medizin, und viele Patienten des Zahn- und des HNO-Arztes registrieren es als angenehm, wenn der Behandler nicht sogleich ein „kaltes" Instrument – Spatel, Spekulum etc. – parat hat.

11.1 Voraussetzungen

Jede Palpation setzt eine gründliche Inspektion der Mundschleimhaut voraus, um etwaige entzündliche Prozesse, vor allem Aphthen, Prothesendruckstellen oder Ähnliches als etwaige Ursache einer erhöhten Druckschmerzhaftigkeit auszuschließen. Ferner ist zu beachten, dass die Reaktionen der Patienten entsprechend der individuellen Schmerzempfindlichkeit unterschiedlich ausfallen können. Bei weniger sensiblen Patienten ist es nötig, mit einem gewissen Druck zu palpieren; sehr Empfindliche hingegen können mit plötzlicher und heftiger Abwehr reagieren.

Die Palpation der Schleimhaut dient dem Auffinden drucksensibler Punkte bzw. Areale und vermittelt eine erste diagnostische Orientierung, die zugleich Indikationshinweis für die Therapie ist. Die in wenigen Sekunden per Palpation erzielbaren funktionsdiagnostischen Hinweise dürfen freilich nicht überbewertet werden; sie ersetzen grundsätzlich keine der bekannten medizinisch-klinischen oder auch akupunkturmäßig-diagnostischen Methoden.

Daher ist der Palpationsbefund zusätzlich durch eingehende Anamnese, Zungeninspektion, Pulsdiagnostik und gegebenenfalls durch vergleichende Kontrolle analoger Haut- bzw. Ohrakupunkturpunkte kritisch zu überprüfen.

> Erst wenn die in allen Punkten abgesicherte Differenzialdiagnostik zu der Schluss-
> folgerung geführt hat, dass ein vorwiegend funktionelles Krankheitsbild vorliegt,
> ist Akupunktur indiziert.

Aus dem Palpationsbefund allein soll nicht auf manifeste organische Krankheiten geschlossen werden, sondern primär immer auf Reizzustände bzw. Funktionsstörungen des Organismus. Es verbietet sich folglich, den Patienten durch Mitteilung derartiger Funktionsdiagnosen zu beunruhigen, weil er sie als Hinweis auf Organkrankheiten missverstehen könnte.

Das Palpationsverfahren bleibt dann ergebnislos, wenn der Patient Medikamente wie Kortikoide, Analgetika, Antiphlogistika oder Psychopharmaka über längere Zeit in höherer Dosis eingenommen hat oder sich im Stadium einer Reaktionsstarre befindet. Auch werden chronisch-degenerative Erkrankungen und Tumoren, bei denen die Regulationsmöglichkeiten des Organismus erschöpft sind, in der Regel nicht mehr durch eine Irritation von Mundakupunkturpunkten signalisiert.

Die Erfahrung hat gezeigt, dass der irritierte Mundakupunkturpunkt sich jeweils im Zentrum des ertasteten druckempfindlichen Mundschleimhautareals auffinden lässt. Diese Punktirritation ist das eigentliche Signal, die Drucksensibilität des Umgebungsareals sekundär. Im Anschluss an die palpatorische Vorlokalisation wird der Punkt selbst am besten mittels einer feinen Sonde bestimmt. Gelingt es, ihn genau zu orten und zu therapieren, so verschwindet mit seiner Irritation augenblicklich auch die Empfindlichkeit des Umgebungsareals.

Die Irritation eines Mundakupunkturpunkts wirkt sich zuweilen sogar in leichten Schwellungs- und Quellungszuständen des umgebenden Schleimhautareals aus. Solche Schwellungen lösen sich in der Regel ebenfalls augenblicklich auf, sobald die Irritation des zugehörigen eigentlichen Akupunkturpunkts beseitigt ist. Dies muss nicht notwendig durch Behandlung des betroffenen Punkts selbst geschehen, sondern kann auch von entfernten, analogen Akupunkturpunkten anderer Somatotopien aus bewirkt werden. Mini-Indurationen können auch von Schleimdrüsen etc. herrühren.

Für eine umfassendere Diagnose, speziell bei der craniomandibulären Dysfunktion (CMD), ist es sinnvoll, die Palpation auch auf die Hals-Nacken-Muskeln (M. trapezius, M. splenius, M. sternocleidomastoideus etc.) auszudehnen und zu dokumentieren. Bei dieser Gelegenheit kann auch die Beweglichkeit der HWS geprüft werden – Rotation, Seitneigung, Anteflexion, Reklination etc.

Ebenso gibt die bereits erwähnte Palpation am ventralen und dorsalen Lymph-Belt sowie an den Kieferwinkeln beidseits wichtige Hinweise, speziell für die Belastungsfähigkeit des Patienten für geplante größere Eingriffe.

11.2 Technik

Das feinfühligste Palpationsinstrument ist der Finger; auch bei Verwendung von Einmalhandschuhen bzw. -fingerlingen bleibt das Palpationsergebnis eindeutig.

Die palpatorische Beurteilung bezieht sich zum einen auf die Abgrenzung der einzelnen Akupunkturpunkte, zum anderen auf den Seitenvergleich zwischen rechts und links sowie zwischen Vestibulum- und Retromolarpunkten. Erfahrungsgemäß sind die tastbaren Irritationen meist unterschiedlich stark ausgeprägt bzw. oft nur einseitig vorhanden.

Im Lippenbereich bewährt sich der Zangengriff: Der auf der Innenschleimhaut aufgesetzte Zeigefinger erfährt einen Gegendruck vom Daumen, der als Widerlager auf der Außenlippe liegt. Speziell im Lippenbereich ist der jeweils zur Umschlagfalte geltende Abstand zu beachten. Ab dem Prämolarbereich wendet sich der Finger mit der Kuppe dem der Zahnkrone benachbarten Gingivalgewebe zu. Mit leicht massierenden, einen gewissen Druck ausübenden und dabei seitlich weitergleitenden Bewegungen erfasst die Palpation ein Lippen- bzw. Wangenareal nach dem anderen. Eine gewisse Systematik ist einzuhalten, d. h. man beginnt am besten in der Mittellinie und tastet nacheinander das Oberkiefer- und Unterkiefer-Vestibulum aus. Es wird mit dem jeweils sensitivsten Finger, also mit Zeige- oder Mittelfinger, palpiert.

Während die Palpation im Vestibulum mit einem individuell angepassten, gleich bleibenden Druck auszuführen ist, bedarf es im Weisheitszahn- und Retro-

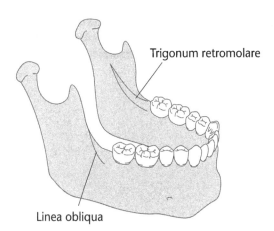

Trigonum retromolare

Linea obliqua

Abb. 18 *Lage der Linea obliqua und des Trigonum retromolare der Mandibula*

molargebiet, besonders im Unterkiefer, oft eines stärkeren, gegen die Schleimhautunterlage gerichteten Drucks. Oft ist in diesem Neunerareal erst die instrumentelle Druckdetektion eindeutig.

> Man beachte, dass der Zugang zu dem oberem Weisheitszahngebiet samt Neunerareal bei weit geöffnetem Mund oft durch den Proc. muscularis des Kiefergelenks eingeengt ist. In diesen Fällen lasse man deshalb den Mund nur halb öffnen, was allerdings die Inspektion erschwert. Im Unterkiefer sollte sich der palpierende Finger im Molarenbereich an der sich deutlich abzeichnenden Knochenkante der Linea obliqua orientieren (Abb. 18).

Im Neunerareal des Unterkiefers wird die Tastung auf der lingualen Seite zuweilen durch Würgereiz beeinträchtigt. Durch Setzen einer Nadel am Punkt KG 24 (in der Kinnmulde; s. a. Abb. 32, Farbtafel S. 70) kann der Würgereiz meist rasch – wenn auch nur temporär – kupiert werden. Bei Kindern genügt meist Akupressur an diesem Punkt, eventuell mittels einer Kugelsonde.

Wo die Palpation kein klares Resultat erbringt, sollte unbedingt mit der feinen Sonde nachpalpiert werden.

Auch wenn die Therapie nicht an den Mundakupunkturpunkten angesetzt, sondern z. B. als Körper- oder Ohrakupunktur vorgenommen wird, kann der orale Palpationsbefund zur Diagnostik und als Verlaufskontrolle dienen. Die Akupunkturerfahrung zeigt, dass analoge Punkte verschiedener Somatotopien meist gleichzeitig irritiert sind und dass der Erfolg einer Haut- oder Ohrakupunkturbehandlung in der Regel auch ein sofortiges Nachlassen der Druckempfindlichkeit analoger, vorher irritierter Mundakupunkturpunkte mit sich bringt. Aus diesem Grund empfiehlt sich die genaue schriftliche Fixierung jedes Palpationsbefunds auf der Karteikarte. Der Grad der Punktirritation wird am besten durch ein, zwei oder drei Kreuzchen markiert, die hinter die Punktziffer gesetzt werden.

12 Detektionsverfahren (Very-Point-Technik, X-Nadelung)

Die Akupunktur an der Mundschleimhaut bietet gegenüber der Akupunktur an Hautpunkten die Schwierigkeit, dass ein mit einem Drucktaster aufgefundener oder fixierter Punkt nicht markiert bleibt. Dadurch ergibt sich die Notwendigkeit, mit der einen Hand per Detektorinstrument den Punkt markiert zu halten, während die andere Hand die Injektion vornimmt. Ein solches Hantieren ist unpraktisch – zumal es oft auch gilt, die Zunge oder Wange mit einem Spatel abzuhalten –, und dem Patienten letztlich nicht zumutbar.

Die Lösung des Problems liegt in der Very-Point-Technik. Hier ist die Injektionsnadel Detektions- wie auch Therapie-Instrument in einem.

Die Detektion durch die Nadel selbst mit ihrer scharf geschliffenen Spitze hat dann allerdings so behutsam wie möglich, d. h. auf keinen Fall traumatisierend zu erfolgen. Dies gelingt nur bei fest aufgelegter, d. h. sicher abgestützter Hand, so wie Zahnärzte den Bohrer führen: Der Therapeut lässt seine Handkante mit dem Kleinfinger auf einem Nachbararreal ruhen und führt das Instrument nur mit Daumen und Zeigefinger. Er zieht die Nadel tangential tupfend-wischend über das durch Fingerpalpation vorermittelte Druckschmerzareal hinweg.

Die Berührung des eigentlichen Akupunkturpunkts, des „Very Point", mit der feinen Nadelspitze löst bei dem Patienten eine charakteristische Empfindung aus, die einem „Elektrisiergefühl" vergleichbar ist. Dies wird meist durch eine mimische Reaktion des Patienten signalisiert. Ein Spontanausruf wie „Jetzt!" oder „Hier!" kann überdies als seine unbewusste Zustimmung zum sofortigen Einstich verstanden werden. Mit dem in der klassischen Körperakupunktur angestrebten *Deqi*, das zumeist nur bei tieferem Einstechen der Nadel erreicht wird, ist die mittels Very-Point-Technik ausgelöste Sensation allerdings nicht identisch.

Die über 30-jährige Erfahrung mit dieser Technik hat gezeigt, dass der Patient die Spontanreaktion auf das exakte Treffen des Punktes nicht unterdrücken kann; unweigerlich reagiert er stärker oder schwächer, mimisch und/oder verbal. Der Therapeut findet den Very-Point oft dadurch bestätigt, dass die Nadel hier auf einen geringeren Gewebewiderstand stößt, so dass er den Eindruck hat, als gleite sie von selbst in ein feines Kanalsystem hinein. Im Moment der Insertion sollte die zuvor tangential geführte Nadel rasch aufgerichtet werden, so dass sie möglichst im rechten Winkel eingeführt wird. Nach dem tupfenden Suchen empfindet der Patient das Einführen bzw. Hineingleiten der Nadel sogar meist als befreiend.

Die Very-Point-Technik hat sich auch an Hautpunkten bewährt, wo sie selbstverständlich mit feinster, flexibler Akupunkturnadel durchgeführt wird. Sie lässt sich auch auf andere Mikrosysteme übertragen, nicht zuletzt auf die Ohrakupunktur. Selbst bei der traditionellen Körperakupunktur kann die Very-Point-Technik zu Hilfe genommen werden, soweit dem Therapeuten die Topographie der Punkte vertraut ist und es nur noch um die Feindetektion geht.

Ein „Herumsuchen" mit der Nadel ist keine Very-Point-Technik!

Die Very-Point-Technik eignet sich besonders für die extraoralen Analogpunkte. Beim Aufsuchen z. B. des extraoralen Eckzahnpunktes, der sich bei der Therapie von Hüft- und Kniebeschwerden besonders bewährt hat, gleitet die Nadel im Abstand von etwa ½ Daumenbreite unterhalb des Unterlippenrandes entlang.

Durch tupfendes Umspielen der Einstichstelle mit einer zweiten Nadel kann der Therapeut nachkontrollieren, ob die gewünschte Auslöschung der Punktsensibilität erreicht wurde. Zeigt sich eine Restsensibilität, sollte die zweite Nadel schräg zur ersten eingestochen werden, das heißt in dem Winkel, der sich beim tupfenden Suchen im Moment der Signalantwort des Patienten ergeben hat. Auf diese Weise bilden die beiden unter die Haut geführten Nadeln ein X. Durch eine solche „X-Nadelung" wird der Einstich nochmals präzisiert und die Therapiewirkung erfahrungsgemäß optimiert.

13 Injektionsakupunktur

Da die vom Organismus signalisierte Störung als lokale Akupunkturpunktirritation auftritt, ist jede therapeutische Maßnahme sinnvoll, die den Störungszustand über diesen Punkt zu normalisieren vermag.

Da in der Mundhöhle das Belassen von Nadeln wegen der Aspirationsgefahr nicht vertretbar ist, bietet sich die Injektionsakupunktur als Methode der Wahl an.

Die Injektionsakupunktur hat den Vorteil, dass sie rasch durchführbar ist und eine Verweilzeit und das spätere Entfernen von Nadeln entfällt. Am meisten hat sich die Injektion von schwachprozentigen Lokalanästhetika (z. B. 0,5%iges Procain, 0,25%iges Carbostesin u. a.) bewährt. Sicherheitshalber ist der Patient auf eine etwaige Procain-Allergie oder -Empfindlichkeit hin zu befragen und ggf. zu testen. Vasokonstringentien sollten auf keinen Fall enthalten sein! Statt einer Gefäßverengung ist bei der Regulationstherapie eher eine Vasodilatation von Vorteil, z. B. durch den Zusatz eines Acetylcholin-Präparats (z. B. Ulymphat).

Darüber hinaus besteht die Möglichkeit, im Sinne einer gezielten Pharmaakupunktur durchaus auch Phytotherapeutika, Organpräparate oder Homöopathika einzusetzen, die auf den jeweils gestörten Funktionskreis abgestimmt sind.

Punktbestimmung

Wie bereits erwähnt, liegen die eigentlichen Mundakupunkturpunkte erfahrungsgemäß im Zentrum des durch Palpation ermittelten druckempfindlichen Schleimhautareals. Die exakte Punktbestimmung erfolgt am besten mittels einer feinen Sonde, z. B. einem zahnärztlichen Amalgamstopfer. Es kommt immer wieder vor, dass bei sehr sensiblen Patienten bereits der kräftige Sondendruck am exakten Punktort, z. B. im Unterkiefer-Neunerareal, eine sofortige Beschwerdelinderung herbeiführt, etwa eine freiere Beweglichkeit der Halswirbelsäule.

Kanülen und Injektionstechnik

Bei der Mundakupunktur sind möglichst feine Kanülen zu verwenden. Optimal sind die als Insulin- oder Tuberkulinspritzen erhältlichen Spritzen mit eingeschweißter Kanüle. Wenngleich hier nur 1 ccm der Injektionslösung aufgezogen werden kann, so reicht diese Menge erfahrungsgemäß doch für 4–6 Quaddeln aus. Pro Punkt werden nur 2–3 Tropfen oberflächlich injiziert, das heißt submukös bzw. intramukös. Die neben der Nadel verbleibende Fingerkuppe soll die sich allmählich auffüllende Quaddel deutlich wahrnehmen, nach der Injektion einmassieren und sich durch nochmaligen, relativ kräftigen Druck vergewissern, ob das Areal wirklich schmerzfrei ist. In dem Retromolargebiet ist zuweilen eine geringe Abwinkelung (um etwa 20 Grad) der Kanüle zweckmäßig, um ein tangentiales Einstechen zu ermöglichen.

Das obere Weisheitszahn- und Retromolargebiet ist ein besonders dankbarer, auch bei Kindern und ängstlichen Patienten anwendbarer Injektionsort, da dessen weiche, nachgiebige Schleimhaut fast schmerzlos durchstochen werden kann.

> Werden Einmalspritzen mit aufzusetzender Kanüle (am besten Stärke 20) verwendet, muss man sich vergewissern, dass die Nadel wirklich fest auf dem Konus aufsitzt, damit sie sich nicht unter der Injektion in der Mundhöhle lösen kann.

Injektionssubstanzen (Lokalanästhetika)

Das Lokalanästhetikum hat sich als universelles Therapeutikum in der Mundakupunktur erwiesen. Voraussetzung ist, dass schwachprozentige Lösungen ohne Vasokonstriktorzusatz verwendet werden und keine Allergie gegen das Lokalanästhetikum vorliegt. Im Zweifelsfall ist durch Einträufeln von 1–2 Tropfen des Medikaments in die Bindehaut zu testen, ob eine Überempfindlichkeit besteht.

> Der Therapieerfolg, d.h. eine eventuelle Fernwirkung, ist nicht von der Verwendung eines Lokalanästhetikums abhängig, sondern wird ebenso durch jedes andere Injektionsmittel, z. B. physiologische NaCl-Lösung, erreicht. Voraussetzung ist, dass der irritierte Punkt genau getroffen wird. Insofern unterscheidet sich die Mundakupunktur von der Neuraltherapie.

Die „Löschung" der lokalen Druckempfindlichkeit tritt bei Verwendung von wenigen Topfen eines schwachprozentigen Lokalanästhetikums nur sehr umgrenzt ein. Auf diese Weise lassen sich persistierende drucksensible Nachbarareale weiterhin aufspüren und therapieren. Bei Verwendung eines stärkerprozentigen Lokalanästhetikums hingegen werden mit Löschung der Druckempfindlichkeit auch solche Informationen gelöscht.

Abb. 19
*Injektionsakupunktur im
Vestibulum am Punkt 032
(Unterkiefer links).
Die auf die Lippe auf-
gesetzte Nadel liegt
mindestens 1 Querfinger
labial der Umschlagfalte.*

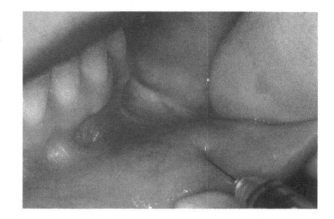

Abb. 20
*Injektion im
Retromolargebiet 019
(Oberkiefer rechts). Bei
nicht zu weit geöffnetem
Mund entspannt sich die
Muskulatur und erlaubt eine
schmerzfreiere Injektion.*

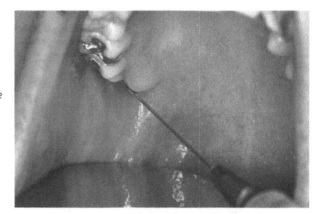

Abb. 21
*Injektion am Oberkiefer
Neunerareal rechts. Bei nur
wenig geöffnetem Mund
werden die bukkalen Punkte
besser erreicht.*

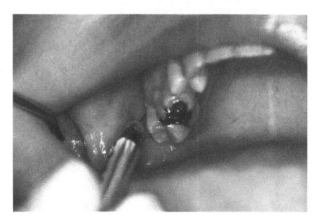

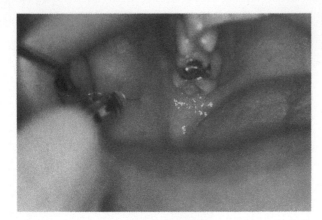

Abb. 22
*Injektion an den
RAM-Punkten rechts.*

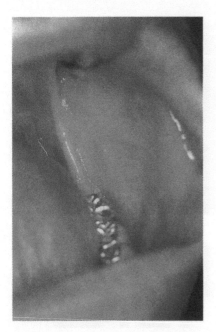

Abb. 23
*Das Retromolargebiet des Unterkiefers mit der sich
zwischen dem oberen und unteren Weisheitszahn
darstellenden Plica pterygomandibularis.*

Abb. 24
Die Sonde liegt auf dem Punkt 039 (Unterkiefer-Retromolargebiet bukkal). Die Nadel soll hier in bukkaler Richtung über die Knochenkante der Linea obliqua geführt werden.

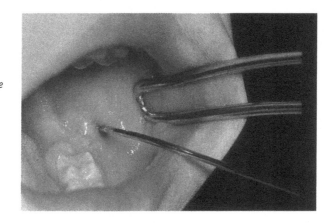

Abb. 29
Die gebogene Sonde weist auf den Punkt 039 lingual: Von hier aus wird das Iliosakralgelenk erreicht. Der Punkt liegt in der Mulde distal-kaudal des Alveolar-fortsatz-Randwulstes.

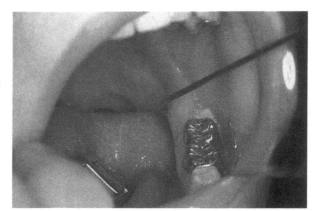

Abb. 30
Injektion am Frenulum des Oberkiefers, dem Endpunkt des Lenkergefäßes (LG bzw. Dumai).

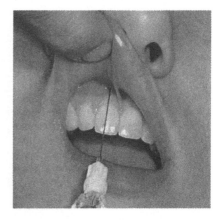

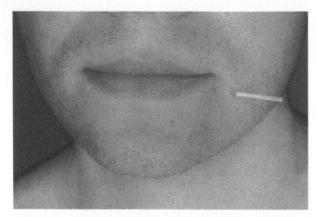

Abb. 31
Extraoraler Punkte, analog dem enoralen Punkte O33.

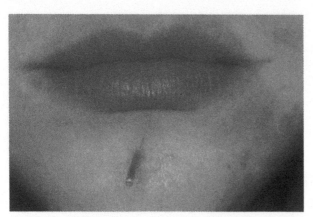

Abb. 32
Punkt gegen den Würgereiz (KG 24).

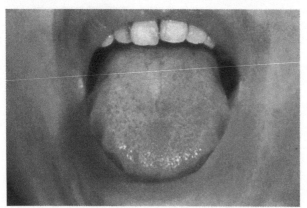

Abb. 33
Zunge mit deutlichen Zahneindrücken als Ausdruck einer Schwäche des Milz/Pankreas-Magen-Funktionskreises.

Abb. 34
Der Lymph-Belt mit seinen Punkten auf dem Sternum (KG 21) und am Sternoclaviculargelenk (Ni 27) sowie weiteren Punkten infraclaviculär. Auf dem Sternum sind auch die Punkte KG 17 und KG 19 markiert.

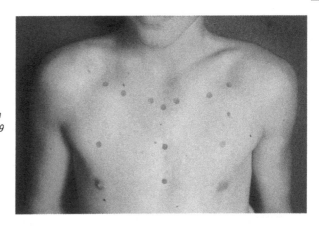

Abb. 35
Nadelung des Punktes KG 21 am oberen Sternum: Dieser wichtigste Punkt des Lymph-Belts entspannt die ventrale Halsmuskulatur und verbessert den Lymphabfluss von Kopf und Hals.

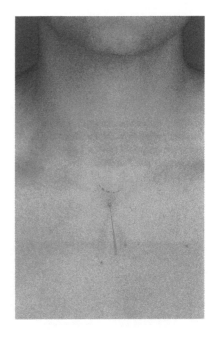

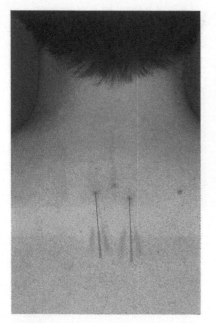

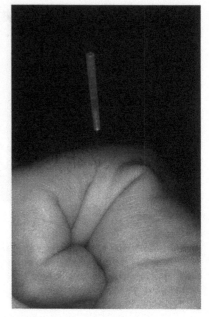

Abb. 36
Nadelung der paramedianen Punkte am dorsalen Lymph-Belt. Der Punkt auf der Medianen entspricht dem LG 14 am Dornfortsatz des 7. HWK.

Abb. 37
Die Nadel sitzt am Punkte Dü 2, der eine spezielle Wirkung auf das stomatognate System und auf das Kiefergelenk auslösen kann.

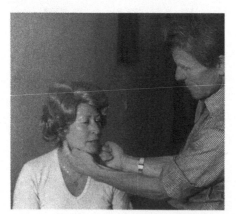

Abb. 38
Palpation an beiden Kieferwinkeln mittels leichter kraniokaudaler Schiebebewegung.

Die sofortige palpatorische Nachprüfung lässt die unmittelbar erfolgte Veränderung des Punktareals erkennen: Aufhebung sowohl der Druckempfindlichkeit als auch einer eventuellen vorherigen ödematösen Schwellung. Wurde der Punkt jedoch nicht exakt getroffen, so verbleibt eine gewisse Druckempfindlichkeit. Bei Nachdetektion mittels der Very-Point-Technik lässt sich dann meist ein winziger, bei Berührung weiterhin schmerzhafter Punkt – „the very point" – aufspüren.

Welches Lokalanästhetikum zur Anwendung kommt, wird von der individuellen Erfahrung des Therapeuten abhängen. Um ein schwachprozentiges Lokalanästhetikum zu erzielen, ist auch eine Verdünnung mit physiologischer Kochsalzlösung bewährt.

An den Vestibulumpunkten mit ihrer bekannten Zugehörigkeit zu den Funktionskreisen ist gezielte Pharmaakupunktur möglich, weil bei ihr neben dem Akupunkturreiz das Medikament eine zusätzliche Wirkung ausübt.

Druckschmerzhaftigkeit der Mundschleimhautareale

Die Regel, dass irritierte Schleimhautpunkte als Signale therapiebedürftiger Funktionskreise aufgefasst werden können, darf nicht zu einem unsystematischen Locus-dolendi-Stechen führen.

Erweisen sich viele oder nahezu alle Schleimhautareale bei Palpation als druckempfindlich, so verbietet es sich, an zu vielen Funktionskreisen gleichzeitig zu therapieren. Die Symptomatik, das Allgemeinbefinden sowie die psychische Verfassung des Patienten werden meist bestätigen, dass er sich in einem funktionellen Krisenzustand befindet.

Die Erfahrung mit der Vestibulum-Palpation hat ergeben, dass in den seltensten Fällen die zum gleichen Funktionskreis gehörenden Ober- und Unterkieferpunkte gleich stark druckempfindlich sind. Entsprechend wird die Punktwahl ausfallen, zumal in der ersten Behandlungssitzung dem Patienten nicht zuviel zugemutet werden sollte.

Lateralität

Da für die Mundakupunktur im Falle akuter Beschwerden die Regel der Homolateralität gilt, genügt es bei einseitigen Beschwerdebildern oft, nur die betroffene Seite zu therapieren.

Bei allen chronischen Beschwerdebildern empfiehlt sich jedoch eine bilaterale Behandlung, da erfahrungsgemäß lang währende funktionelle Störungen sich als Folge der Funktionskreisbelastung auch an den Mundakupunkturpunkten der heterolateralen Seite auswirken. Eine hartnäckige, länger bestehende Störung eines Funktionskreises spricht am besten auf die Therapie zugehöriger Punkte in allen vier Kieferquadranten an.

Behandlungsverlauf

Die Mundakupunktur kann sowohl beim liegenden als auch beim sitzenden Patienten erfolgen. Die liegende Position ist im Hinblick auf die Kreislaufsituation des Patienten optimal, die sitzende für die Übersichtlichkeit des Therapieareals. Beim sitzenden Patienten sollte zumindest eine Kopfstütze vorhanden sein. Die auf dem Zahnarztstuhl mögliche Schräglage des Patienten vereint beide Vorzüge.

Wenn auch bei der Mundakupunktur die Verweildauer der Nadeln entfällt, sollte der Patient nach den Injektionen noch mindestens 20–30 Minuten in der Praxis unter Aufsicht verbleiben, am besten in einem Ruheraum. Während bzw. nach der Behandlung kann es gelegentlich zu vorübergehender Kreislaufschwäche, einem Kollaps oder Schwindelbeschwerden kommen.

Es empfiehlt sich, den Patienten bereits bei Terminvereinbarung auf die anschließende Ruhezeit hinzuweisen, damit die Behandlung nicht unter Zeitdruck steht. Ohnehin ist die Fahrtüchtigkeit frühestens eine halbe Stunde nach Behandlungsende gewährleistet. Am Tag der Therapie sind Stressbelastungen, Alkoholgenuss und Exzesse jeder Art zu vermeiden.

Als Intervall zwischen 2 Behandlungen werden bei akuten Beschwerdebildern 3–4 Tage, bei chronischen 8–14 Tage empfohlen. Wie viele Behandlungen nötig und sinnvoll sind, muss von Fall zu Fall entschieden werden. Das Ziel der Behandlung ist nicht nur die Symptomenfreiheit von den vordergründigen Beschwerden, sondern auch die Wiederherstellung des funktionellen Gleichgewichts in den jeweils betroffenen Funktionskreisen.

Ausdrücklich sei darauf hingewiesen, dass viele Akupunkturbehandlungen erst dann zu merklichen Erfolgen führen, wenn zuvor Narben und Störfelder im Sinne der Neuraltherapie behandelt worden sind.

Vorzugsweise sind Narben nach Zahn-, Kiefer- und Nebenhöhlenoperationen zu unterspritzen. Im Weisheitszahngebiet können tiefe Zahnfleischtaschen, aufgequollene Schleimhautareale und Kapuzenbildungen, z. B. bei der Dentitio difficilis, Störfeldcharakter haben.

14 Lasertherapie

Die Low-Level-Lasertherapie, bei der sehr schwache Laserstrahlen auf die Aku-punkturpunkte eingestrahlt werden (Softlaser), ist auch in der Mundhöhle anwendbar. Die Lasertherapie bietet eine Alternative zur Nadelinsertion. Die Ein-strahlung auf die Akupunkturpunkte, die durch senkrechtes Aufsetzen der Laser-sonde auf die Haut bzw. Schleimhaut erfolgt, wird vorzugsweise mit Geräten einer geringen Leistungsdichte vorgenommen: Softlaser oder Low-Level-Laser.

Die Besonderheit des Laserlichts besteht in dessen Kohärenz (Phasengleich-heit), Monochronie (nur eine Wellenlänge) und der Bündelung des Strahls.

Als spezielle Wirkungen des Lasers über spezifische Punkte sind Reaktionen im Zellstoffwechsel, Stimulation von Lymphozyten, Fibroblasten und Makrophagen sowie gesteigerte Kollagensynthese nachgewiesen.

Die heute gebräuchlichen Lasergeräte unterscheiden sich in Rotlicht- und Infra-rot-Laser, die sich als gleich geeignet erwiesen haben.

Der Mundakupunkturpunkt wird durch den breiteren, gebündelten und kohä-renten Lichtstrahl leichter, aber weniger exakt getroffen als durch die feine Nadel. Der Vorteil der Lasertherapie ist deren Schmerzlosigkeit, weshalb sich diese Metho-de besonders für überängstliche Personen und Kinder eignet. Die Wirkung ist bei Kindern, deren Regelsysteme nur kleine Anstöße benötigen, am überzeugendsten. Bei Erwachsenen ist jedoch die Wirkung meist nicht so effektiv wie beim präzisen Treffen der Mundakupunkturpunkte mittels Injektionsakupunktur.

So kann insbesondere an solchen Punktarealen des Cavum oris, die mit der Nadel schwer erreichbar und schlecht einsetzbar sind, ersatzweise die Laserein-strahlung gewählt werden. Dies gilt z. B. für Retromolarpunkte im Gaumenbogen- und Zungenwurzelbereich, wo der Würgereiz mancher Patienten eine exakte Injek-tionsakupunktur verwehrt.

Da bei Schleimhautpunkten bioelektrische Potenziale vor und nach der Thera-pie nicht gemessen werden können, ist die Wirkung der Laserdosis nicht kontrol-lierbar. Generell empfiehlt sich in der Mundhöhle eine eher zurückhaltende Appli-kation: Eine Überstimulation ist auf jeden Fall zu vermeiden, da die Schleimhaut das Laserlicht offensichtlich nicht im gleichen Maße filtert wie die Haut. So sollten nicht mehr als 4–6 Punkte pro Sitzung behandelt werden mit einer Einstrahldauer von max. 10–20 Sekunden pro Punkt, bei Kindern eher kürzer.

Die Industrie bietet heute sehr unterschiedliche medizinische Lasergeräte an, wobei auch für die Akupunkturanwendung immer höhere mW-Leistungen vorgeschlagen werden. Nach Erfahrung des Autors mit Laserakupunktur eignen sich am besten Low-Level-Lasergeräte mit einer relativ geringen mW-Leistung. Stärkere Laser mit mehr als 50 mW Leistung sind eher für die Therapie von Wunden und Aphthen im Mund bestimmt. Auch die Lasertherapie setzt die Beherrschung der Grundregeln der Akupunktur und Kenntnis der Punkte voraus und sollte keinesfalls leichtfertig angewendet werden.

Bei Anwendung des Lasers an den extraoralen Punkten ist unbedingt eine Schutzbrille für den Patienten wie auch für den Therapeuten anzuwenden.

Auch mittels Einstrahlung von farbigem Licht können die Mundakupunkturpunkte stimuliert werden, wobei für die fünf Funktionskreise fünf verschiedene Farben eingesetzt werden.

Eine Elektrostimulation von Nadeln in situ, wie sie an Hautakupunkturpunkten durchgeführt werden kann, kommt in der Mundhöhle nicht in Frage. Bei Anwendung des Lasers an den extraoralen Punkten ist unbedingt eine Schutzbrille für den Patienten wie auch für den Therapeuten anzuwenden.

Auch mittels Einstrahlung von farbigem Licht können die Mundakupunkturpunkte stimuliert werden, wobei für die fünf Funktionskreise fünf verschiedene Farben eingesetzt werden.

III Spezielle Indikationsgebiete

Mit Beiträgen von Anton Fischer, Gerhard Hieber, Otfried Perschke,
Hartmut Sauer, Irmgard Simma und Jochen Zahn

15 Mundakupunktur in der Zahn-Kiefer-Heilkunde

Das Mikrosystem Mundakupunktur ist dem Zahnarzt geradezu an die Hand gegeben, liegt es doch in seinem unmittelbaren Tätigkeitsfeld. Bioelektrische Mess- und Testmethoden wie die EAV mögen für viele Zahnärzte wegen ihres großen zeitlichen und apparativen Aufwands nicht in Frage kommen. Hingegen lässt sich die Mundakupunktur mit ihrer rasch durchführbaren Palpation und Therapie ohne Schwierigkeit in die zahnärztliche Praxis integrieren.

Auch für Zahnärzte, die keine Akupunktur oder Elektroakupunktur ausüben, ist das Wissen um die Zahn-Kiefer-Wechselbeziehungen und die Mundakupunktur heute fast unerlässlich, zumal viele Patienten bereits über diese Zusammenhänge informiert sind und entsprechende Fragen stellen.

Eine Grundkenntnis der funktionellen Wechselwirkungen im Organismus eröffnet dem Zahnarzt erweiterte Möglichkeiten in Diagnose und Therapie. Sie ermöglicht es ihm, die funktionelle Ausgangslage des Patienten besser einzuschätzen und auf diese Weise ein schonenderes, nachfolgende Komplikationen vermeidendes Therapiekonzept zu entwickeln. Die Verständnisbasis besteht darin, dass die Beziehungen von Zähnen, Kieferpunkten und Arealen zu bestimmten Bereichen des Organismus wechselseitig sind:

> Die Zähne und Parodontien können einerseits Störimpulse in die Funktionskreise hineintragen, andererseits aus den Funktionskreisen bzw. den ihnen zugeordneten inneren Organen Störimpulse empfangen.

So können Schmerzen im Bereich eines zahnlosen Kieferabschnitts Ausdruck einer Funktionsstörung des korrelierenden Meridiansystems sein. Solche Beschwerden gleichen einem Phantomschmerz. Der Zahnarzt ist bei Prothesenträgern versucht, die Schmerzen mechanisch durch Prothesendruck zu erklären. Doch sollte, wenn keine Schleimhautläsionen erkennbar sind, an eine solche Schmerzgenese gedacht werden.

Diagnostische Hinweise

Eine gründlich erhobene Anamnese gibt einen Überblick über durchgemachte und noch bestehende organische Leiden.

Bereits aus der Inspektion der Zähne und Parodontien lassen sich häufig funktionsdiagnostische Hinweise ableiten, z. B. durch auf bestimmte Zahngruppen begrenzte, umschriebene Gingivitiden und Parodontopathien.

Noch deutlicher führt die Palpation der Mundschleimhaut zu Hinweisen auf Funktionskreisschwächen, die dem Patienten womöglich gar nicht bewusst sind. Ferner kann der Palpationsbefund auch lymphatische und störfeldbedingte Belastungen im Zahn-Kiefer-Bereich aufdecken. Grundsätzlich stellen die Druckschmerzpunkte Momentaufnahmen einer Funktionsstörung dar, und erst bei längerem Fortbestehen ist an pathologische Reaktionen zu denken.

Funktionskreisschwächen im Organismus, die unbeachtet bleiben, können sich bei zahnärztlichen Eingriffen als Risikofaktoren auswirken. Der Organismus scheint auf Gleichgewichtsverschiebungen in ohnehin überlasteten Funktionskreisen empfindlich zu reagieren. Auf diese Weise lassen sich manche Misserfolge von lege artis durchgeführten Eingriffen wie Wurzelspitzenresektionen, Gingivektomien und Implantaten erklären. Die Indikationen für derartige Eingriffe werden daher, bei entsprechendem Palpations- und Inspektionsbefund der betroffenen Zähne und der unmittelbar benachbarten Schleimhautareale, häufig enger zu ziehen sein.

Ernst zu nehmen ist auch der Hinweis amerikanischer Zahnärzte, dass Herzinfarkten zuweilen unerklärliche Schmerzen im Gebiet der Weisheitszähne vorausgehen. Der Zahnarzt, der über die Zahnwechselbeziehungen und die Mundakupunktur unterrichtet ist, wird einen derart gefährdeten Patienten zu einer rechtzeitigen, vorbeugenden Maßnahme veranlassen können.

Auf lokale Schleimhautveränderungen ist besonders zu achten. Feine Indurationen der Mundschleimhaut sind allerdings oft von Schleimdrüsen bedingt und nicht mit Akupunkturpunkten zu verwechseln. Auch ist auf Narben besonders zu achten, zumal diese – speziell Narben nach Wurzelspitzenresektion – oft Störfelder sind. Nach Extraktionen schließt sich die Alveole bekanntlich narbenfrei. Trotzdem kann hier die Feindetektion mittels Kugelsonde (Amalgamstopfer) zuweilen sehr druckdolente Punkte ausmachen.

Bedeutung der Funktionskreise

Bei Verdacht auf eine Störung mehrerer Funktionskreise sollten auf keinen Fall an zu vielen Zähnen und Kieferbereichen in derselben Sitzung zahnärztliche Maßnahmen erfolgen. Angesichts der heute ständig zunehmenden funktionellen Belastung der Patienten erweist sich die Beschränkung auf 1 oder 2 Zahngruppen als schonender und weniger risikobelastet, sei es bei der Präparation, der Anästhesie oder bei operativen Eingriffen.

Durch vorheriges Palpieren nicht nur der Mundschleimhäute, sondern auch des Lymph-Belts, des Sternum (→ Kap. 8.4) und der Kieferwinkelloge kann die Belastbarkeit eines Patienten besser abgeschätzt und vorausgesehen werden.

Zahnärztliche Maßnahmen an mit geschwächten Funktionskreisen korrelierenden Zähnen können nicht nur Komplikationen im Wund- und Therapiegebiet, sondern auch akute Reaktionen an Organen des betroffenen Funktionskreises zur Folge haben. In seltenen Fällen können sogar Magenbeschwerden, Koliken, Herzsensationen etc. durch eine zahnärztliche Behandlung ausgelöst werden, ebenso wie abrupte Verschlechterungen des psychischen Befindens. Depressive Verstimmungen werden zuweilen im Gefolge von Weisheitszahnextraktionen bzw. -operationen beobachtet, insbesondere wenn mehrere Weisheitszähne rasch nacheinander entfernt werden und die Narben neuraltherapeutisch unbehandelt bleiben.

Die Gefahr, dass durch jeden zahnärztlichen Eingriff eine Störung und Belastung des Gesamtorganismus bzw. seiner Funktionskreise ausgelöst werden könnte, sollte jedoch nicht überbewertet werden. Die Regulationsfähigkeit des Organismus scheint gerade dadurch abgesichert zu sein, dass sich Mikrosysteme an den verschiedensten Körperbereichen befinden, so dass Traumatisierungen innerhalb einer Somatotopie über andere autoregulativ ausgeglichen werden. Aber anders als bei den übrigen Mikrosystemen gibt es in der Mundhöhle nicht nur Traumen und Narben, sondern sehr oft auch schwerwiegende Dauerirritationen durch diffundierende Toxine (Arsen, Kreosot, Formaldehyd), belastende Schwermetalle (Quecksilber, Cadmium) und Fremdkörper (Wurzelfüllungsmaterialien, Amalgamspuren).

Bei umschriebenen, auf bestimmte Areale begrenzten Parodontopathien sollte eine eventuelle Störung im zugehörigen Funktionskreis abgeklärt werden. Gegebenenfalls wird Mundakupunktur an den jeweils zugehörigen Punkten angezeigt sein. Außer den lokalen Mundakupunkturpunkten sind unbedingt auch Fernpunkte in die Behandlung einzubeziehen: z.B. im Retromolargebiet desselben Kieferquadranten, evtl. auch Punkte exakt symmetrisch zum Schmerz- bzw. Entzündungsgebiet.

Das Gleiche gilt für Zustände post extractionem oder post operationem, für die trockene Alveole etc. Im Stadium der postoperativen Schwellung und Schmerzhaftigkeit empfiehlt sich die Therapie an möglichst entfernt liegenden Mundakupunkturpunkten. Dies können analoge Punkte des kontralateralen Kiefers sein ebenso wie analoge Oberkieferpunkte für den Unterkiefer und umgekehrt.

Der Problematik der immer häufiger auftretenden neuritischen Reizungen, Trigeminusneuralgien und Kiefergelenkbeschwerden wird der Zahnarzt in vielen

Fällen besser begegnen können, wenn er das Beschwerdebild zu einer Störung eines bestimmten Funktionskreises in Beziehung zu setzen vermag. Allerdings darf er solche Folgerungen erst nach abgeschlossener klinischer und röntgenologischer Untersuchung etc. erwägen.

Mundakupunktur und Kiefergelenk

Zu den funktionellen Störungen, die den Therapeuten heute häufig begegnen, gehört die craniomandibuläre Dysfunktion (CMD). Bei diesem Krankheitsbild geht es nicht nur um den Schmerz, sondern auch um die oft anzutreffende extreme Muskelspannung (Bruxismus, Parafunktion) und um die beeinträchtigte Okklusion. Nach Erkenntnissen der Applied Kinesiology (AK) reagiert gerade das Kiefergelenk überaus empfindlich auf Faktoren, die die Balance und optimale Okklusion stören.

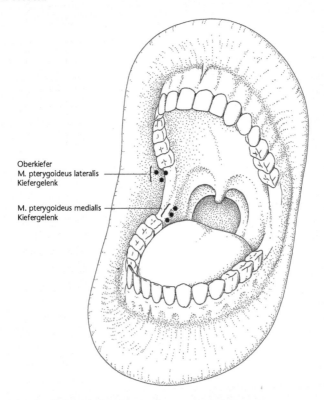

Oberkiefer
M. pterygoideus lateralis
Kiefergelenk

M. pterygoideus medialis
Kiefergelenk

Abb. 25 *Mundpunkte zur Behandlung von Kiefergelenksbeschwerden*

Während die Kaumuskeln M. temporalis und M. masseter der Therapie leicht zugänglich sind, bleiben die Mm. pterygoidei meist unberücksichtigt, weil sie schwer erreichbar sind.

Mittels Mundakupunktur jedoch können – wie in universitären klinischen Studien nachgewiesen (Simma, Gleditsch 2002) – auch die Mm. pterygoideus lateralis und medialis gezielt angesprochen und entspannt werden. Die Injektionen am oberen Neunerareal bukkal distal (M. pterygoideus lateralis) und am unteren Neunerareal distal lingual (M. pterygoideus medialis) erreichen zwar jeweils nur die Randgebiete der Muskeln, doch tritt nach bisherigen Erfahrungen oft die Entspannung des ganzen Muskels im Sinne einer Reflexwirkung ein.

Optimal ergänzt wird diese Therapie durch Einbeziehen von Punkten am Ohr und an der Hand:

- Auf dem Ohr findet sich der Punkt für Zahn und Kiefer am Übergang zum Lobulus in Fortsetzung der vegetativen Rinne nach kaudal.
- An der Hand befinden sich spezifische Punkte für Zahn/Kiefer am 5. Metakarpale im Verlauf des Dünndarm-Meridians; als spezifischer Punkt hat sich der Punkt Dü 2 am Ende der distalen Falte am Metakarpalgelenk (bei gebeugter Hand) herausgestellt. In vielen Fällen ist es sinnvoll, auch den Punkt Dü 3 wegen seiner spasmolytischen und HWS-bezogenen Wirkung zu detektieren und ggf. zu behandeln.

Die bei Detektion so häufig als irritiert und aktiv anzutreffenden speziellen Kiefergelenkspunkte im Mund, auf dem Ohr und am 5. Metakarpale lassen darauf schließen, dass selbst ohne subjektive Beschwerden oft schon craniomandibuläre Dysfunktionen vorliegen. Eine frühzeitig einsetzende, also präventive Behandlung kann die zu erwartenden Folgen und Entwicklungen am besten aufhalten. So bieten die bei Palpation bzw. Detektion auffällig irritierten Punkte wertvolle Hinweise für eine notwendige Prävention.

Hinweise für die Gnathologie (Jochen Zahn)

Hinweis auf lokale Störungen in der Okklusion	Funktionelle Störungen, Fehlbelastungen und Überlastungen führen zu Veränderungen der Durchblutung des Parodontalgewebes und der umgebenden Schleimhäute. Dies führt zu Veränderungen der Druckdolenz des entsprechenden Gewebes, wie es sich beim der Palpation feststellen lässt. Aus dem Muster der verschiedenen druckempfindlichen Regionen kann ein diagnostischer Hinweis auf eine okklusale Fehlposition abgelesen werden.
Hinweise auf gnathologische Fehlfunktionen	Da die Kaumuskeln nicht zentral, sondern lateral oder dorsal an der Mandibula ansetzen, kann die Abschwächung oder Verkürzung einzelner Muskeln zur Verschiebung des Unterkiefers führen. An den Zähnen sind in diesem Fall entsprechende Schlifffacetten zu erkennen. Eine länger andauernde Fehlpositionierung der Mandibula führt zu Veränderungen im Kiefergelenkkomplex zumeist in der Lage des Discus articularis.
Hinweise auf vertebrale Fehlfunktionen	Der Unterkiefer ist in der Verlängerung der Wirbelsäule vom physiologischen Bewegungsmuster aller Muskeln abhängig. Untersuchungen nach Prof. Lotzmann haben gezeigt, dass die okklusale Zentrik eine wesentliche Rolle auf die Lage des Kopfes im Bezug zum Körperschwerpunkt darstellt. Beißt der Mensch zusammen, so kommt es zu einer Rückverlagerung des Körperschwerpunkts.

Somit kann aus den Informationen, die sich aus den Tastbefunden der Mundakupunktur ergeben, auch auf Fehlhaltungen und Fehlbelastungen insbesondere der großen Gelenke, sogar der Hüfte, geschlossen werden. Diese Fehlfunktionen führen zwangsläufig zu unterschiedlichen Belastungen der Okklusion und können am Bruxismus kausal beteiligt sein.

Praxistipps für die Zahn-Kiefer-Heilkunde

Schmerzen, Schwellungen postoperativ	■ Therapie über kontralaterale Punkte, die gleiche Wechselbeziehungen betreffen; ■ evtl. auch Punkte im Gegenkiefer
Dentitio difficilis, lokale Entzündungen und Schleimhautschwellungen	■ Gleiches Therapiekonzept wie bei Schmerzen allgemein, ■ möglichst exakte Punktedetektion kontralateral; ■ nach Abklingen von Schmerz und Schwellung Detektion im lokalen Schleimhautbereich, z. B. der Kapuze auf dem Weisheitszahn bzw. im Gebiet der aufgequollenen Schleimhaut retromolar; lokale oberflächliche Injektionen evtl. mittels Traumeel®, Lymphmitteln etc.
Nicht durchbrechende Weisheitszähne (ohne Querlage)	Durch Detektion und Stimulation empfindlicher Schleimhautpunkte wird erfahrungsgemäß der Druchbruch angeregt

Akute Pulpitis	▪ Detektion im benachbarten Schleimhautareal: Den sensiblen Mundakupunkturpunkt anspritzen, möglichst Blutaustritt erwirken! ▪ Dazu exakt symmetrische kontralaterale Reize setzen sowie auch extraoral im Analoggebiet mittels Akupunkturnadel sensible Punkte detektieren und mittels Nadel stimulieren (auch hier möglichst Blutung auslösen!)
Chronische Pulpitis	▪ Gleiches Vorgehen wie bei akuter Pulpitis, ▪ zusätzlich die Wechselbeziehungen beachten und entsprechende Punkte kontralateral und im Gegenkiefer mit behandeln
Trockene Alveole	▪ Therapie über zugeordnete Mundakupunkturpunkte sowie kontralateral, ▪ lokal auch Laser-Einstrahlung; ▪ Punkte des Lymph-Belts der gleichen Seite kontrollieren!
Parodontitis mit zeitweisen Schmerzsymptomen	Im Sinne der Akupunktur besteht meist Fülle, ein Stau; außer der lokalen Kürettage mit blutiger Entlastung die zugeordneten Mundakupunkturpunkte in allen 4 Quadranten und retromolar detektieren und ggf. therapieren
Chronische Parodontopathie, Parodontose	Außer lokal zugeordneten Schleimhautpunkten Punkte von Niere und Blase im Vestibulum (011, 012; 021, 022; 031, 032; 041, 042) und im Neunerareal (wegen der Beziehung der Niere zum Knochen in der TCM)
Schleimhautentzündungen allgemein	▪ Punkte von Lunge und Dickdarm, speziell im Oberkiefer sowie im Neunerareal des Oberkiefers; ▪ zur Lymphtherapie auch Prämolarenpunkte des Unterkiefers (034, 035, 044, 045)
Geschwächte Immunund Lymphfunktion	▪ Punkte von Lunge und Dickdarm, speziell im Oberkiefer und im Neuner-Areal des Oberkiefers ▪ Prämolarenpunkte im Unterkiefer (034, 035; 044, 045) ▪ Punkte des Lymph-Belts ventral wie dorsal kontrollieren und ggf. einbeziehen!
Aphthen, Stomatitis aphthosa	▪ Lokal Laser-Behandlung ▪ Zusätzlich Punktstimulation exakt kontralateral, evtl. auch im Gegenkiefer
Rezidivierende Aphthen, Herpes labialis	▪ Wechselbeziehungen aufgrund der Schleimhautareale beachten ▪ Therapie über Punkte der betroffenen Meridiane und Systeme, ggf. kontralateral
Craniomandibuläre Dysfunktion (CMD)	▪ Schmerztherapie (s.dort) ▪ unbedingt Entlastung der Muskelspannung über Punkte im Neunerareal im Oberkiefer (M. pterygoideus lateralis) sowie im Neunerareal im Unterkiefer (M. pterygoideus medialis; s.a. Abb. 21, Farbtafel S. 67)
Parafunktion, Bruxismus	▪ Therapie wie bei CMD ▪ Muskelentspannung wird oft auch erreicht durch Mundpunkte des Leber-Gallenblasen-Systems im Vestibulum (013, 023, 033, 043) sowie retromolar, hier eher vom Unterkiefer aus

Praxistipps für die Kieferorthopädie (Irmgard Simma)

Myofunktionelle Probleme, offene Mundhaltung	▪ Entspannung der Kaumuskulatur über enorale Punkte, speziell im Neunerareal des Ober- und Unterkiefers (019, 029, 039, 049) ▪ Bei Kindern evtl. mit Laser
Status lymphaticus	▪ Therapie über lymphwirksame Punkte, speziell die Prämolarenpunkte des Unterkiefers (034, 035; 043, 044) ▪ Punkte des Lymph-Belts, speziell ventral
Haltungsstörungen speziell auch der HWS (z. B. anteriore Kopfhaltung, Kieferretrolage)	▪ Punkte des Neunerareals im Unterkiefer (039, 049) ▪ Allgemein entspannende Punkte (Le- und Gb-Punkte) ▪ Zur vegetativen Harmonisierung He-Punkte (bei Kindern retromolar!)

Fallbeispiele

Fallbericht 1

Die 62-jährige Patientin klagt seit 3–4 Monaten über immer wieder im rechten Oberkiefer auftretende Schmerzzustände. Zahnärztlicherseits hatten sich bei eingehender klinischer und röntgenologischer Untersuchung keine Befunde ergeben; die Zähne des rechten Oberkiefers waren vital. Auch der HNO-Befund erweist sich als unauffällig, kein Anhalt für eine Sinusitis.

Die Palpation ergibt auffällige, druckempfindliche Mundakupunkturareale im Parodontalbereich der oberen Zähne 16/17; zwischen beiden Zähnen befindet sich eine stark berührungsempfindliche, 4 mm tiefe Zahnfleischtasche.

Die anamnestische Befragung ergibt, dass ein altes Gastritisleiden kürzlich im Rahmen einer stärkeren psychischen Belastung wieder aufgeflammt sei. Beim Palpieren erweist sich auch das analoge Mukosa-Areal im Gegenkiefer, also an den Mundakupunkturpunkten 044/045, als druckempfindlich.

Die Therapie an den Mundakupunkturpunkten 16/18 und 044/045 führt zur sofortigen Schmerzfreiheit im rechten Oberkiefer. Bei der Kontrolluntersuchung nach 3 Wochen berichtet die Patientin, dass auch die Magenbeschwerden seit der ersten Behandlung völlig verschwunden seien.

Fallbericht 2

Die 37-jährige Patientin klagt über Schmerzen im Bereich des rechten Kiefergelenks. Sie hatte bereits mehrere Zahnärzte sowie die Kieferklinik erfolglos aufgesucht. Röntgenologisch ergaben sich keine pathologischen Kiefergelenksveränderungen; Okklusion und Artikulation sind zufriedenstellend, von der Anfertigung einer Aufbissschiene wurde Abstand genommen.

Die HNO-Untersuchung ergibt unauffällige Trommelfelle; Nase, Nasenrachen und Nebenhöhlen sind frei, die Ohrtuben frei luftdurchgängig.

Die Palpation ergibt auffällige Druckpunkte enoral im Bereich der Dreierwärmerpunkte infraartikulär am aufsteigenden Mandibularand rechts. Gleichzeitig sind auch die Dreierwärmerpunkte 3E 17 am rechten Kieferwinkel und 3E 3 an der rechten Hand druckempfindlich. Ferner finden sich irritierte Endokrinium-Punkte auf der Ohrmuschel. Auf Befragen gibt die Patientin eine vor einigen Wochen durchgemachte Unterleibs-Totaloperation an.

Die Therapie an den druckempfindlichen Dreierwärmerpunkten enoral beidseits führt zur sofortigen Schmerzfreiheit am Kiefergelenk. Nach kurzen Rezidiven bringt die dritte Behandlung völlige Beschwerdefreiheit.

Fallbericht 3

Der 58-jährige Patient kommt wegen Verdacht auf Trigeminusreizung zur Behandlung. Im linken Unterkiefer hat er seit 3 Monaten ziehende Schmerzen. Zuvor war eine zahnärztliche Behandlung durch Beschleifen und Überkronen des Zahns 37 erfolgt. Wegen der Schmerzen war mit der endgültigen Eingliederung der Krone mehrere Wochen gewartet worden; da der Zahn aber vital war und sich beim Entfernen alter Füllungen keine Sekundärkaries und kein Anhalt für eine chronische Pulpitis erkennen ließen, war die Eingliederung schließlich erfolgt.

Die HNO-Untersuchung ergibt einwandfreie Befunde an Nase und Nebenhöhlen; Epipharynx, Nasen-Rachen-Raum und Pharynx sind frei. Zustand nach Tonsillektomie.

Die Vestibulum-Palpation ergibt drucksensible Areale an den Retromolarpunkten des Ober- und Unterkiefers, aber auch an den Punkten 037 und 038, nahe dem überkronten Zahn. Auf Befragen gibt der Patient an, in den letzten Wochen mehrfach Rückenschmerzen, zeitweise mit Ausstrahlung in das linke Bein.

Die Injektionsakupunktur an den empfindlichen Ober- und Unterkiefer-Akupunkturpunkten (im Retromolargebiet beidseits sowie 037/038) beseitigt die Unterkieferschmerzen sofort, und auch die Lumbalgiebeschwerden traten nicht wieder auf.

Fallbericht 4 (Jochen Zahn)

Die Patientin, 49 Jahre, sucht die Praxis mit schmerzhaften Schleimhautläsionen im Bereich 27 auf. Die Affektionen sind durch lokale entzündungshemmende Therapie nicht beeinflussbar. Gleichzeitig klagt die Patientin über eine linksseitige Ischialgie, die trotz orthopädischer und physiotherapeutischer Behandlungen bereits seit Monaten bestehe.

Der Tastbefund der Mundschleimhaut zeigt eine Druckdolenz im Bereich 37 bukkal und entlang der Linea obliqua lingual im Bereich 38. Im Tubergebiet in

Höhe von 18 und 28 sind Empfindlichkeiten beim Druck nach dorsokranial fest-
zustellen, desweiteren eine Empfindlichkeit im Bereich 16 am Ansatz der Crista
zygomaticoalveolaris, sowie im Leerkieferareal in Höhe 46.

Nach Mundakupunktur im Gegenkiefer (037/038) kommt es zum Abklingen
der Schleimhautveränderung im Bereich 27 bukkal. Gleichzeitig beschreibt die
Patientin eine spontane Besserung der Beschwerden der linksseitigen Ischialgie.

Nach drei Akupunkturbehandlungen und weiterführender gnathologischer
Schienentherapie zur dauerhaften Beseitigung der Ischialgie kann die Patientin
beschwerdefrei entlassen werden.

Fallbericht 5 (Jochen Zahn)

Die Patientin, 39 Jahre, zeigt atypischen Gesichtsschmerz im Bereich des N. trigeminus Ast II und III rechts. Wegen der Schmerzen wurden (alio loco) nacheinander die Zähne 14, 16 und 17 entfernt und eine Vitalextirpation an Zahn 15 mit
nachfolgender Wurzelspitzenresektion durchgeführt, ohne eine Verbesserung des
Befundes zu erreichen.

Der Palpationsbefund zeigt eine deutliche Druckdolenz im Bereich 48 dorsokranial und eine Schmerzhaftigkeit entlang der aufsteigenden Mandibelkante
rechts. Zusätzlich eine Druckempfindlichkeit im Tuberareal links dorsolateral
sowie entlang der Linea obliqua in Höhe 047 und 048.

Nach Erstbehandlung mittels Mundakupunktur (027, 028, 029 sowie 047, 048
und RAM-Punkte rechts) kommt es zur Besserung und zur Unterbrechung des
Dauerschmerzes für Tage, so dass die Patientin ohne Schmerzmittel gut zurecht-
kommt. Die im betroffenen Quadranten verbliebenen Narbenschmerzen lassen
sich durch 4-malige Unterspritzung 1-mal pro Woche völlig aufheben.

16   Mundakupunktur in der Hals-Nasen-Ohren-Heilkunde

Die Mundakupunktur hat sich bei der Therapie von Erkrankungen im HNO-Bereich sehr bewährt, wobei die Indikation der Sinusitis sowohl in ihrer akuten als auch in ihrer chronischen Form an erster Stelle steht. Aber auch Rhinitis, Pharyngitis, Tonsillitis, Otitis und Tubenmittelohrkatarrhe sowie Schwindel werden mit Hilfe der Mundakupunktur oft günstig beeinflusst.

Affektionen von Nase und Nebenhöhlen

Mit den verschiedensten Affektionen von Nase und Nebenhöhlen ist der HNO-Arzt derzeit am meisten konfrontiert. Allerdings hat sich das Erscheinungsbild der Sinusitis auffallend geändert: Während in früheren Jahrzehnten die Entwicklung purulenter Entzündungsprozesse die Regel war und deshalb – aus mechanistischen Erwägungen heraus – chirurgische Maßnahmen wie Punktionen, Fensterungen und Radikaloperationen sinnvoll waren, verlangen die heute vorwiegend allergischen und hyperplastischen Schleimhautaffektionen eine das Funktionelle berücksichtigende Denkweise und konservative Therapieansätze.

Die erhebliche Belastung der Schleimhäute des Respirationstrakts durch die heutigen Umweltbedingungen ist sicherlich ursächlich für die zunehmenden funktionellen Störungen an Nase und Nebenhöhlen. Die geschwächte Regulationsfähigkeit sowie die verschlechterten Terrainbedingungen bieten in vielen Fällen die Voraussetzungen für die bakterielle oder virale Invasion bzw. für das Angehen der an sich nur fakultativ pathogenen Keimflora. Eine Therapie, die die Regulationsfähigkeit zu stimulieren und die Terrainbedingungen zu verbessern vermag, ist dadurch auch bei bakteriell-infektiösen Prozessen sinnvoll und bewährt.

Die enge funktionelle Verflechtung von Schleimhäuten des Respirationstrakts mit denen des Verdauungstrakts, speziell des Darmes, ist eine der Grunderkenntnisse der TCM und bildet die Grundlage des Lunge-Dickdarm-Funktionskreises. Infolge dieses Zusammenschlusses der Funktionen von Dickdarm, Lunge, Bronchien, Nase und Nebenhöhlen fällt dem Kolon eine besondere Rolle bei vielen funktionellen Erkrankungen des HNO-Gebiets zu. Die Mikroflora der Darmschleimhäute, die heute bei vielen Patienten denaturiert ist, hat weitgehend ihre Abwehr- und Schutzfunktion eingebüßt. In den Respirationsschleimhäuten, speziell dem Waldeyer-Rachenring, sowie den Darmschleimhäuten mit ihren Peyer-Plaques spielen sich bekanntlich wichtige Immunaktivitäten ab.

Eine Therapie der Dysbiose mittels Regenerationskuren und Symbioselenkung erweist sich daher bei infektiösen, akuten wie chronischen Erkrankungen der Respirations- und Mundschleimhäute oft als sehr wirksam. Die sich aus der Akupunktur mit ihren funktionellen Wechselbeziehungen ergebenden Erkenntnisse nützen somit auch demjenigen HNO-Arzt, der selbst keine Akupunktur ausübt. Soweit er Akupunktur in seine Behandlung integriert, bietet sich die Mundakupunktur als effektiv und schnell durchführbare Form an.

Für die Therapie der verschiedenen Luftwegsaffektionen sind in erster Linie die dem Lunge-Dickdarm-Funktionskreis zugehörigen Mundpunkte indiziert, vorzugsweise die Oberkiefer-Retromolarpunkte. Der Grad der Irritation bzw. die Auslöschung der zuvor aktiven Punkte kann als Verlaufskontrolle dienen.

Bei Affektionen der Stirnhöhlen sowie Schmerzen an den Supraorbitalpunkten ist zusätzlich an die Beziehung dieser Bereiche zum Niere-Blase-Funktionskreis zu denken, der von Punkten im Bereich der oberen und unteren Schneidezähne und auch vom Retromolar-Neunergebiet aus therapierbar ist. Man beachte, dass die druckempfindlichen Punkte meist nicht am Foramen supraorbitale, sondern ca. 1 cm weiter medial gelegen sind und dem Akupunkturpunkt Bl 2 entsprechen. Diese Punkte können bei der Sinusitis-Therapie in die Behandlung ebenso einbezogen werden wie der Punkt auf der Nasenwurzel *(Yintang)*.

Die Funktionsverknüpfung des Milz/Pankreas-Magen-Funktionskreises mit der Kieferhöhle erklärt die gute Wirksamkeit der diesem System zugehörigen Mundakupunkturpunkte 016/017 bzw. 026/027 und 034/035 bzw. 044/045.

Bei hartnäckigen bzw. chronischen Affektionen des Sinus maxillaris liegt nicht selten ein hoher Zuckerkonsum vor. Die Verordnung einer zucker- und weißmehlfreien Ernährung – zumindest für einige Wochen – führt bei kooperativen Patienten oft zu einer bemerkenswerten Stabilisierung.

Otitis media, Tubenkatarrh

Bei akuten und chronischen Otitiden und Tubenkatarrhen haben sich Punkte des Dreierwärmer-Meridians – im Mund repräsentiert durch die RAM-Punkte an der Mandibel-Vorderkante (→ Abb. 18) – bewährt. Die Beziehung erklärt sich aus dem die Aurikel an ihrem Ansatz umziehenden Meridianverlauf. Das Mittelohr selbst hat laut EAV einen Bezug zum Herz-Dünndarm-Funktionskreis.

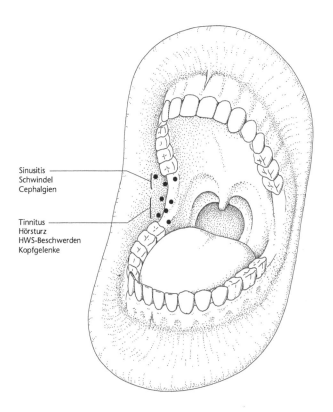

Sinusitis
Schwindel
Cephalgien

Tinnitus
Hörsturz
HWS-Beschwerden
Kopfgelenke

Abb. 26 *Mundpunkte zur Behandlung von wichtigen funktionellen HNO-Indikationen*

Innenohrschwerhörigkeit und Tinnitus

Die immer wieder gestellte Frage, ob sich Innenohrschwerhörigkeit und Tinnitus durch Akupunktur beeinflussen lassen, gebietet eine zurückhaltende Antwort. Nach *H. Sauer* hat sich beim Hörsturz eine so früh wie möglich einsetzende und täglich zu wiederholende Injektionstherapie im Unterkiefer-Retromolargebiet bewährt. Für den Tinnitus gilt das gleiche Areal, zumal sich von hier aus auch Störungen der Kopfgelenke sowie Irritationen am Nackenrezeptorenfeld reflektorisch erreichen lassen. Beim Tinnitus sollten zusätzlich die Reflexpunkte für das Kiefergelenk im Mund, am Ohr sowie an der Hand zum Einsatz kommen. Selbst wenn auf diese Weise nur Teilfaktoren der komplexen Ätiologie erreicht werden, erweist sich dieses Procedere doch als Test: Spricht der Patient in den ersten 2–3 Sitzungen positiv an, so ist die Fortsetzung der Regulationstherapie angeraten.

Von der TCM-Lehre her ist auch an die Beziehung des Ohres bzw. der Hörfunktion zur Niere zu denken. Die von *Plester* berichteten Fälle über plötzliche Hörverbesserungen nach i.v. Pyelogrammen lassen sich möglicherweise durch diese Akupunkturwechselbeziehung erklären.

Schwindelbeschwerden und vertebragene Zephalgien

Bei allen Erkrankungen, die mit einer funktionellen Störung der Halswirbelsäule einhergehen, ist die Therapie im unteren und oberen Neunerareal empfehlenswert. So lassen sich oft Schwindelbeschwerden und vertebragene Zephalgien von diesen Punkten aus gut beeinflussen. Selbstverständlich ist bei unklaren Zephalgien, Vertigo und unklaren Ménière-artigen Krankheitsbildern immer erst eine gründliche Abklärung erforderlich, ehe Akupunktur erwogen wird.

Praxistipps bei HNO-Erkrankungen

Die Domäne der Mundakupunktur bei Beschwerden im HNO-Bereich ist die Sinusitistherapie. In mehr als 30 Jahren sind über 1000 Fälle vom Autor mit Mundakupunktur therapiert worden. Oft ist schon nach den ersten Injektionen im Oberkiefer-Neunerareal eine Beschwerdeerleichterung erreicht. Solange eine Drucksensibilität in diesem Gebiet persistiert, bleibt eine selbst beschwerdefreie, quasi ausgeheilte Sinusitis rezidivgefährdet!

Sinusitis maxillaris, akut, chronisch, allergisch	■ Punkte im Oberkiefer Neunerareal (Lu-Di wegen Schleimhautwirkung) ■ Evtl. auch Punkte von Mi-Ma im Vestibulum (wegen Zuordnung der Kieferhöhle laut EAV)
Sinusitis ethmoidalis	Punkte für Lu-Di, speziell Oberkiefer Neunerareal (die Siebbeinzellen sind laut EAV dem Lu-Di-System zugeordnet)
Sinusitis sphenoidalis	■ Punkte wie Sinusitis maxillaris ■ Zusätzlich Punkte Le-Gb (laut EAV ist die Keilbeinhöhle dem Le-Gb-System zugeordnet)
Sinusitis frontalis	■ Wie bei Sinusitis maxillaris ■ Zusätzlich Punkte Ni-Bl (011, 012; 021, 022) (die Stirnhöhle ist laut EAV dem Ni-Bl-System zugeordnet)
Rhinitis, akut, chronisch, allergisch	■ Wie bei Sinusitis maxillaris, speziell Punkte des Neunerareals im Oberkiefer ■ Von den Punkten 013, 023 aus kann auch eine Injektion paranasal erfolgen, die die inneren Schichten der Punkte Di 20 und des NP 12 am lateralen Nasenrand „auffädelt" ■ Die allergische Rhinitis bedarf oft auch der Mi-Ma-Punkte, des Punktes Yintang auf der Nasenwurzel sowie Ohrpunkte (antiallergischer Punkt, Thymus-Punkt u.a.)

Rhinitis sicca	Bewährt hat sich ein Punkt am Boden des Naseneinganges (NP 16), der weniger schmerzhaft auch von enoral über eine tiefe Injektion von den Punkten 012-022 aus erreicht werden kann
Pharyngitis/Tonsillitis acuta	■ Lymph- und immunwirksame Punkte speziell im Neunerareal des Oberkiefers (Lu-Di) sowie im Prämolarenbereich des Unterkiefers (034, 035; 044, 045) ■ Die Tonsillen sind laut EAV dem Le-Gb-System zugeordnet; evtl. auch die zugehörigen Punkte im Vestibulum prüfen
Pharyngitis/Tonsillitis chronica	■ Therapie wie bei akuter Erkrankung ■ Zusätzlich lokale Therapie an den Gaumenbögen im Sinne der Neuraltherapie (am oberen und unteren Tonsillenpol) ■ Evtl. auch Quaddelung in mittlerer Höhe des Gaumenbogens (Fortsetzung des Neunerareals zum Gaumenbogen hin)
Z.n. Tonsillektomie	■ Postoperativ Punkte für Lymph- und Immunsystem (wie bei akuter Tonsillitis) ■ Punkte des Lymph-Belts ■ Ggf. Punkte für die durch Kopfhängelage bei der Operation überbeanspruchte HWS im Neunerareal des Unterkiefers ■ Bei fortbestehenden Allgemeinbeschwerden und V.a. Tonsillennarbenstörfeld: oberflächliche Injektionen an die Tonsillennarben beidseits (am besten mittels der feinen Insulin- oder Tuberkulinspritzen)
Laryngitis	■ Punkte wie bei Pharyngitis ■ Bei hyperfunktioneller Dysphonie probatorisch muskel- und vegetativ entspannende Punkte (Le-Gb- und He-Dü-System)
Globus	■ Differenzialdiagnose wichtig! ■ Oft Dysfunktion der HWS ■ Punkte zur muskulären Entspannung sowie zur Regulation der HWS vom Unterkiefer-Neunerareal aus ■ Evtl. „Perlenkette": Serie von Quaddeln entlang der Plica pterygomandibularis zwischen dem oberen und unteren Weisheitszahn
Otitis media acuta	■ Punkte im ipsilateralen Achter- und Neunerareal (das Mittelohr ist laut EAV dem He-Dü-System zugeordnet) ■ Lymphtherapie über Lu-Di- und Mi-Ma-Punkte ■ Oberflächliche Quaddel an der Spitze des Mastoids (bei Kindern Lasertherapie)
Otitis media chronica	Bei chronischen Ohrprozessen, auch bei der Otitis externa, an den 3E-Meridian denken, der die Ohrmuschel an ihrem Ansatz umzieht: Enoralpunkte (RAM-Punkte)
Tubenmittelohrkatarrh, Paukenerguss	■ Bei chronischen Prozessen mit zähem Sekret ist an eine Schwäche des Milz-Systems zu denken (in der TCM „Tan" = Schleim); deshalb Punkte des Mi-Ma-Systems im Vestibulum und retromolar ■ Evtl. auch Punkte des Lymph-Belts einbeziehen ■ Bei chronischen Prozessen (wiederholter Einsatz von Paukenröhrchen) unbedingt Ernährungsumstellung! ■ Lymphtherapie!

Hörstörungen, speziell Innenohrschwerhörig-keit	Allenfalls probatorische Therapie über Punkte des Ni-Bl-Systems (die Hörfunktion ist laut TCM dem Ni-System zugeordnet)
Schwindel	• Fachärztliche Abklärung! • Wegen der häufigen HWS-Beteiligung und Irritation des Nacken-Rezeptoren-Feldes Therapie vom Unterkiefer-Neunerareal aus (Punkte der Kopfgelenke, Punkte von Ni-Bl lingual und Le-Gb bukkal) • Evtl. auch 3E-Punkte in der RAM-Zone

Praxistipps für die additive Therapie bei problematischen HNO-Indikationen (Hartmut Sauer)

Hörsturz	• Fachärztliche Abklärung! • Punkte im Neunerareal Unterkiefer, speziell lingual (Punkte von Ni-Bl) • Punkte für 3E in der RAM-Zone • Evtl. „Perlenkette": Serie von Quaddeln entlang der Plica pterygomandibularis zwischen dem oberen und unteren Weisheitszahn • Diese Therapie sollte anfangs täglich erfolgen!
Tinnitus	• Abklärung und Therapie wie bei Hörsturz • Unterscheidung zwischen Ni-bezogenem und Le-bezogenem Tinnitus: Bei Ni-Bezug eher hohe, konstante Töne, bei Le-Bezug eher wechselnde, tiefe, evtl. auch dumpfe Töne • Unterscheidung auch nach Typologie, Konstitution, Kälte-(Ni) und/oder Wind-(Le)Symptomatik zur Bestimmung des betroffenen Funktionskreises • Vegetative Harmonisierung über 8er Punkte (Weisheitszähne, He-Dü)

Fallbericht 1

Die 58-jährige Patientin, die seit ca. 20 Jahren an chronischer Sinusitis leidet, häufig punktiert und schließlich vor fünf Jahren radikal-operiert worden war, klagt immer wieder über Schmerzen im Bereich beider Oberkiefer sowie über ständigen Sekretfluss. Eine nochmalige Operation war erwogen worden, wegen eines Herzleidens riet aber der behandelnde Internist davon ab. Die Patientin hatte in den vergangenen Jahren mehrfach Antibiotika bekommen, wegen zunehmender allergischer Reaktionen musste jedoch auf eine solche Therapie verzichtet werden.

Die Untersuchung ergibt hochgradig empfindliche Retromolarpunkte beidseits sowie weitere empfindliche Punkte unter der Nasolabialfalte (014 und 024). Nach drei Behandlungen im Oberkiefer-Neunerareal beidseits sowie der Punkte 014, 015 und 024, 025 sind die Schmerzen für immer verschwunden und mit ihnen eine seit ca. 20 Jahren bestehende Obstipation.

Fallbericht 2

Der 13-jährige Junge leidet seit Jahren an rezidivierenden Sinubronchitiden und Tubenmittelohrkatarrhen; im 4. Lebensjahr wurden bereits eine Tonsillektomie und eine Adenektomie vorgenommen. Wegen eines Tonsillenrestes war eine Retonsillektomie und Readenotomie vor 2 Jahren erfolgt, doch es blieben die gleichen Beschwerden.

Der Junge ist überängstlich bei der Untersuchung. Deswegen waren die geplanten Maßnahmen – Kieferhöhlenfensterung und Einlegen eines Paukenröhrchens – abgelehnt worden. Es gelang, den Jungen von der Schmerzlosigkeit einer Injektionsakupunktur an dem oberen Retromolargebiet zu überzeugen. Die Therapie wurde fünfmal wiederholt. Der Sekretfluss ließ – nach vorübergehender Erstverschlimmerung – nach der dritten Behandlung nach; auch das Hörvermögen normalisierte sich, und die ängstliche, verkrampfte Haltung des Jungen lockerte sich zusehends.

Fallbericht 3

58-jähriger Patient, steht ständig im Stress. Seit 8 Tagen plötzlich starker Tinnitus auf dem linken Ohr: hoher klingender Dauerton. Nachts kann der Patient deswegen kaum schlafen. Er hat einige Tage seine Arbeit ausgesetzt und Beruhigungstabletten eingenommen; doch das hat am Tinnitus nichts geändert.

In der Mundhöhle fallen viele große Amalgamfüllungen auf; am linken unteren Weisheitszahn steht das Amalgam in flächenhaftem Kontakt mit der dort wulstig aufgelockerten Schleimhaut. Bei Berührung ist die Schleimhaut in diesem Areal hochempfindlich und blutet leicht.

Probatorisch werden in den Unterkiefer-Neunerarealen beidseits Injektionen mit schwachem Lokalanästhetikum gesetzt. Wiederholung der Injektionen täglich. Nach der vierten Behandlung ist der Tinnitus deutlich gemindert.

Dem Patienten wurde geraten, die unteren Weisheitszähne kontrollieren zu lassen. Der Zahnarzt entfernte daraufhin das Amalgam und legte vorerst provisorische Füllungen. Seit der Amalgamentfernung ist der Tinnitus gänzlich verschwunden.

Auf Wunsch des Patienten erfolgten im Wochenabstand noch drei weitere Injektionsbehandlungen zur Stabilisierung.

Bei der Kontrolle ein halbes Jahr später ist der Patient noch immer beschwerdefrei.

Fallbericht 4 (Hartmut Sauer)

42-jährige Patientin kommt wegen seit 3 Wochen bestehender Schluckstörung: Im Hals „mache alles zu", selbst Trinken gehe kaum noch. Sie sei bereits beim Internisten, beim Neurologen und Orthopäden zur Abklärung gewesen. Die bisherigen Behandlungen hätten nichts erbracht.

Da die Patientin bereits vor 2 Jahren einmal wegen eines myoneuralgischen Zervikalsyndroms hier erfolgreich behandelt wurde, Therapie durch Mundakupunktur, speziell im Retromolargebiet Unterkiefer bds. Wegen der starken Spannung auch der ventralen Halsmuskulatur und stark eingeschränkter Retroflexion erfolgt zusätzlich Nadelung der Punkte KG 21 sowie KG 17 (auf dem Sternum). Unmittelbar danach fühlt sich die Patientin frei, aller Druck sei gewichen. Die Therapie wird zur Stabilisierung noch 2-mal wiederholt. Die Patientin bleibt beschwerdefrei.

Fallbericht 5 (Hartmut Sauer)

68-jährige Patientin berichtet, dass sie bereits seit Jahren an Halbseitenkopfschmerz und Nackenbeschwerden leide. Die Schmerzen hätten in den letzten 14 Tagen erheblich zugenommen, vor allem starker Druck im Stirnbereich. Der Hausarzt vermutete eine Sinusitis frontalis und überwies zum Facharzt. Die HNO-ärztliche Untersuchung inklusive Sonographie und Röntgen ergab keinen Befund an den Nebenhöhlen, hingegen ließ sich ein myoneuralgisches Zervikalsyndrom mit pseudosinugenem Kopfschmerz feststellen.

Es erfolgte Mundakupunktur mit Quaddelung im Retromolargebiet bds. („Perlenkette" zwischen Ober- und Unterkiefer entlang der Plica pterygomandibularis). Danach fühlte sich die Patientin sofort beschwerdefrei, der Kopfdruck war völlig behoben. Zur Stabilisierung wurden 3 weitere Behandlungen durchgeführt. Die Patientin blieb beschwerdefrei.

17 Mundakupunktur in der Orthopädie

Da die mittels der Mundakupunktur erfassbaren Symptomenbilder vorwiegend Ausdruck funktioneller Störungen sind, beschränkt sich die Anwendung der Akupunktur von vornherein auf solche Erkrankungen am Bewegungsapparat, die noch nicht durch irreversible, degenerative oder progredient-entzündliche Prozesse gekennzeichnet sind.

Einsatz von Fernpunkten

Nicht selten lassen sich Schmerzzustände und Bewegungseinschränkungen auch noch bei degenerativen Prozessen mit Hilfe der spasmolytischen Wirkung der Akupunktur lindern. Während chiropraktische Manipulationen, z. B. an der Halswirbelsäule, sowie intraartikuläre Injektionen eine subtil beherrschte Technik und eine aktuelle Röntgenbeurteilung voraussetzen, kann die Akupunktur ohne Risiko mittels Fernpunkten eingesetzt werden.

Überhaupt zeigt sich die Akupunktur dadurch anderen Methoden überlegen, dass auch eine weit vom Ort der Erkrankung angesetzte Behandlung das Ziel erreicht: Die Akupunktur-Fernpunkte erweisen sich oft als Schlüssel zu systemischen Zusammenhängen, indem sie auf solchen Meridianen oder Mikrosystemen gelegen sind, die auf die zugrunde liegende funktionelle Belastung hinweisen.

Eine am betroffenen Funktionskreis bzw. Meridian durchgeführte Therapie reguliert das gesamte funktionelle Verbundsystem und damit außer den vordergründig geklagten orthopädischen Beschwerden oft auch zugrunde liegende primäre Störungen. Nicht selten sind es Funktionsstörungen im Digestions- oder Urogenitaltrakt oder aber lymphatische bzw. störfeldbedingte Belastungen, speziell im Kopfbereich.

Die Richtigkeit dieser Behauptung bestätigt sich, wenn z. B. im Gefolge einer Mundakupunktur von Schulter-Arm-Beschwerden langjährige Verdauungsbeschwerden verschwinden.

Schulter-Arm-Beschwerden

Der Therapieort für Schulter-Ellbogen-Arm-Beschwerden befindet sich im Weisheitszahn-Retromolargebiet des Oberkiefers (Abb. 27; s. a. Abb. 24, Farbtafel S. 69). Am Weisheitszahn liegen die zu therapierenden Punkte oft direkt in der Gingiva, im Neunerareal am Tuber maxillae an dessen bukkalen und distalen Rand, palatinal eventuell bis dicht zum Gaumenbogen hin. Zuweilen sind 3–5 oberflächliche Quaddeln dicht nebeneinander zu setzen: In jeden Punkt werden nur wenige Tropfen der Injektionslösung gespritzt. Für den Erfolg ist es entscheidend, dass sämtliche irritierten Punkte genau getroffen werden.

Bei der Therapie von Schulter- und Ellbogenbeschwerden (auch Capsulitis, Tendovaginitis, Tennisellbogen u. a.) bewährt sich nicht selten eine zusätzliche Darmtherapie (Ernährungsumstellung, Symbioselenkung, Fasten!). Eine exzessive Beanspruchung des Arms wird oft zum auslösenden Faktor für die Beschwerden, ist aber nicht immer deren einzige Ursache.

Lumbalgien und Ischialgien

Für Lumbalgien und Ischialgien liegt der Therapieort im Unterkiefer, und zwar bukkal des 7. und 8. Molaren, bis hin zum Neunerareal. Die Punkte sind meist an der Knochenkante der Linea obliqua tastbar; beim Palpieren gleitet der Finger mit einem gewissen Druck bukkal an der Knochenkante entlang. Dieses Punktareal korrespondiert mit dem Leber-Galle-Funktionskreis und hat daher eine spezielle Wirkung bei lateral lokalisierten Ischialgien und Lumbalgien (meist Segment L5).

Dorsal lokalisierte Lumbalgien und Ischialgien werden hingegen von lingualen Unterkiefer-Retromolarpunkten aus erreicht (Beziehung zum Niere-Blase-Funktionskreis – S1). In diesem lingualen Areal liegen dicht benachbart auch Punkte für das Iliosakralgelenk, sowie für die Kopfgelenke C0, C1, C2. Für diese Beschwerdebilder kommen auch die den unteren Schneidezähnen benachbarten Punkte 031, 032 und 041, 042 mit Beziehung zum Niere-Blase-System in Betracht.

Bei akuten Beschwerden gilt die Regel der Homolateralität. Seit langem bestehende chronische Beschwerden lösen regelmäßig auch symmetrische Punktirritationen aus, weshalb hier eine kontralaterale Mitbehandlung sinnvoll ist.

Hüft- und Kniegelenkbeschwerden

Hüft- und Kniebeschwerden lassen sich bevorzugt von Unterkiefer-Caninipunkten (033 und 043) aus behandeln, die dem Leber-Gallenblase-Funktionskreis zugehören. Die zu therapierenden Punkte liegen in der Schleimhaut der Unterlippe vor dem Eckzahn und werden am besten bei nach außen geklappter Lippe geortet.

Oft sind gleichzeitig extraorale Analogpunkte aktiviert: Diese finden sich an der fiktiven Durchstichstelle vom enoralen Caninuspunkt aus, also meist ca. 1 cm vom Lippensaum entfernt. An diesen extraoralen Punkten werden selbstverständlich nur feine Gesichtsnadeln verwendet. Bei der Detektion ist die Very-Point-Technik besonders angezeigt (→ Kap. 12). Die Nadel wird in dem vorgegebenen Abstand zur Lippe tangential entlanggeführt, bis der Punkt vom Patienten signalisiert wird. Durch die Behandlung von extraoralen Punkten wird die Wirkung meist deutlich gesteigert. Oft erbringen die extraoralen Punkte allein schon die erwünschte Beschwerdelinderung.

Halswirbelsäulenbeschwerden
s. a. Behandlungsbeispiel auf beiliegender CD-ROM

Sämtliche Funktionskreise unterhalten eine Wechselbeziehung zur Halswirbelsäule, insbesondere zu deren oberen Abschnitten, Atlas und Axis. Jede Funktionsstörung im Kopfbereich kann daher die HWS in Mitleidenschaft ziehen. Umgekehrt kann jede Funktionskreistherapie sich günstig auf die HWS auswirken.

Als optimaler Therapieort für die obere und mittlere HWS hat sich das Unterkiefer-Retromolargebiet mit Punkten distal-lingual erwiesen. Die untere HWS mit dem zervikothorakalen Übergang und dessen Bezug zur Schulter wird hingegen vom Oberkiefer-Retromolargebiet aus erreicht. Für die HWS gilt nicht die Regel, dass obere Körperbereiche von Oberkieferpunkten, untere Bereiche von Unterkieferpunkten aus zu therapieren sind.

Teilerfolge sagen meist aus, dass noch weitere Punkte zu detektieren und zu therapieren sind, entweder am eigentlichen Therapieort oder kontralateral bzw. im Gegenkiefer.

Die Beobachtung zeigt, dass manche Gelenk- und Wirbelsäulenbeschwerden bevorzugt auf Mundakupunktur, andere wiederum auf Ohr- oder Schädelakupunktur ansprechen. Die Aurikulotherapie mit ihren organspezifischen Punkten ist bei orthopädischen Krankheitsbildern besonders bewährt. Jedoch bleibt der Erfolg manchmal deswegen aus, weil der betroffene Funktionskreis nicht in die Behandlung einbezogen wurde. Die Palpation bzw. Detektion an somatotopen Arealen, die die zwölf Meridiane bzw. die fünf Funktionskreise repräsentieren, hilft hier weiter. Außer den enoralen Vestibulumpunkten kommen hierfür die Ypsilon-Punkte der Schädelakupunktur sowie die Rücken-Shu-Punkte (Zustimmungspunkte) der TCM in Betracht.

Verspürt der Patient sofort nach der Behandlung eine gewisse Erleichterung der zuvor eingeschränkten Bewegungen, so soll er sie eine Zeitlang üben, um die wiedergewonnene Beweglichkeit zu stabilisieren.

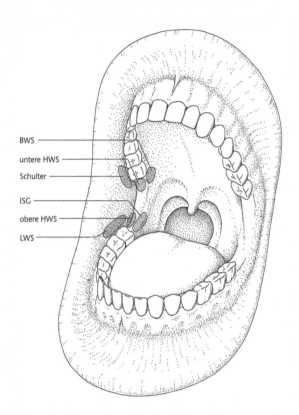

BWS
untere HWS
Schulter
ISG
obere HWS
LWS

Abb. 27 *Mundpunkte zur Behandlung von orthopädischen Beschwerden (s. a. Abb. 19, Farbtafel S. 67)*

Praxistipps

Eine besondere Domäne der Mundakupunktur ist die Therapie des HWS-Syndroms: Vor allem die Kopfgelenke und die Wechselwirkung von HWS und Kiefergelenk einerseits und HWS und Hüfte/ISG andererseits sind über Retromolarpunkte des Unterkiefers gut beeinflussbar. Die reflektorische Entspannung der tiefen Nackenmuskeln mit dem dort befindlichen Nackenrezeptorenfeld spielt dabei eine besondere Rolle.

HWS-Schmerzsyndrome	▪ Die Kopfgelenke werden am besten über das Unterkiefer Neunerareal, distal-lingual therapiert ▪ Bei Prolaps dort auch tiefere Injektionen ipsi- und kontralateral ▪ Die untere HWS und der zervikothorakale Übergang wird über Punkte im Oberkiefer Neunerareal distal-palatinal erreicht ▪ Für die gesamte HWS kommt auch die „Perlenketteninjektion" in Frage: Serie von Quaddeln entlang der Plica pterygomandibularis zwischen dem oberen und unteren Weisheitszahn
BWS-Schmerzsyndrome	▪ Spezifische Punkte im Oberkiefer Neunerareal distal-palatinal, z.T. sich zum Gaumenbogen erstreckend ▪ BWS-Beschwerden stehen oft im Zusammenhang mit Dysfunktionen im Respirations- und Digestionstrakt (segmentbezogen!); entsprechende organbezogene Punkte ggf. einbeziehen (z. B. Lu, Ma u.Ä.)
LWS-Schmerzsyndrome	▪ Spezifische Punkte finden sich bukkal der unteren Weisheitszähne ipsilateral sowie in Fortsetzung im Siebener- und Neunerareal jeweils bukkal ▪ Oft segmentbezogene Probleme im Dickdarm- und/oder Urogenitalsystem (Ni-Bl); dann entsprechende Punkte im Vestibulum einbeziehen
Schulter- und Ellbogenschmerzen	▪ Die Punkte im Oberkiefer-Neunerareal bukkal-distal gelten für beide Gelenke: am Weisheitszahn finden sich die Punkte für He-Dü, am RAM für 3E und im Neunerareal für Lu-Di, also die Meridiane, die Schulter und Ellbogen überziehen ▪ Evtl. auch die BWS und den zervikokranialen Übergang bedenken: Punkte im Oberkiefer-Neunerareal palatinal, sich auch zum Gaumenbogen hin erstreckend
Ischialgie	▪ Punkte wie bei Lumbalgie, LWS-Beschwerden ▪ Bei lateraler Schmerzausstrahlung (L5) meist Le-Gb-System betroffen ▪ Bei dorsalem Schmerzband (S1) eher Ni-Bl-System betroffen ▪ Entsprechende Punkte einbeziehen!
Hüft-, ISG-Schmerzen	▪ Neunerareal Unterkiefer bukkal, dicht am Weisheitszahn ▪ Das ISG wird am besten erreicht über Punkte im Unterkiefer-Neunerareal lingual-distal (s.a. Abb. 24 und 29, Farbtafel S. 69) ▪ Vestibulumpunkte 033, 043
Knieschmerzen	▪ Optimale Punkte für Hüfte und Knie sind die Vestibulumpunkte 033, 043 (Unterkiefereckzähne) ▪ Die analogen Punkte extraoral – eine halbe Fingerbreite vom Lippensaum entfernt – können ebenso eingesetzt werden, evtl. Kombination enoral und extraoral zur Wirkungsverstärkung
Fersensporn	▪ Punkte für Ni-Bl im Vestibulum sowie LWS-Punkte im Achter- und Neunerareal

Praxistipps für die Differenzialdiagnose des pseudoradikulären Syndroms (Otfried Perschke)

Ausschluss eines Radikulärsyndroms der HWS	Bei Ansprechen der Therapie über spezifische Mundpunkte (Oberkiefer, Unterkiefer-Neunerareal, evtl. „Perlenkette" sowie RAM-Punkte des 3E) kann mit großer Wahrscheinlichkeit ein pseudoradikuläres Syndrom angenommen werden
Ausschluss eines Radikulärsyndroms der LWS	Bei Ansprechen der Therapie über spezifische Mundpunkte (Unterkiefer-Achter- und Neunerareal bukkal sowie lingual-distal, evtl. zusätzlich RAM-Punkte des 3E) kann mit großer Wahrscheinlichkeit ein pseudoradikuläres Syndrom angenommen werden

Fallberichte

Fallbericht 1

Ein 34-jähriger Patient wird vom Orthopäden wegen Verdacht auf Sinusitis überwiesen. Röntgenologisch findet sich ein basales Schleimhautpolster in der rechten Kieferhöhle. Kein Sekret in den Nasengängen, Epipharynx frei, Rachen reizlos, Zustand nach Tonsillektomie.

Wegen des rechtsseitigen Nebenhöhlenbefunds erfolgt Mundakupunktur an den sehr druckempfindlichen Retromolarpunkten des Oberkiefers rechts (s. a. Abb. 20, Farbtafel S. 67). Nach einer Ruhezeit von 10 Minuten berichtet der Patient aufgeregt, dass er die seit 2 Jahren stark eingeschränkten und schmerzhaften Bewegungen im rechten Schultergelenk völlig frei und schmerzlos ausführen könne. Er sei Berufstennisspieler und habe in den letzten 2 Jahren seinen Beruf kaum ausüben können. Anfangs habe er sich vor den Turnieren Kortison in das Schultergelenk spritzen lassen; danach sei jedoch regelmäßig eine Verschlechterung eingetreten, so dass er zuletzt auf alle Turniere habe verzichten müssen. Er habe in den letzten 2 Jahren viele Ärzte konsultiert und verschiedene Therapien erprobt, jedoch vergeblich.

Trotz intensiver Beanspruchung des Schultergelenks durch tägliches Training und häufige Turniere hält der Erfolg der ersten Mundakupunktur nach wie vor an; zur Stabilisierung wurden sicherheitshalber fünf weitere Behandlungen in sechswöchigen Abständen vorgenommen.

Fallbericht 2

Ein 40-jähriger Patient klagt über rechtsseitige Sinusitis. Röntgenologisch stellt sich ein Wandbegleitschatten in der rechten Kieferhöhle dar sowie eine Trübung der Keilbeinhöhle. Rachen reizlos, Zustand nach Tonsillektomie.

Die Palpation der Mundakupunkturpunkte und der Kieferwinkel- und Retromolarregion lässt eindeutig auf eine rechtsseitige lymphatische Belastung schließen. Bei der Inspektion der Mundhöhle fällt die streng auf ein Zahnareal begrenzte marginale Parodontitis auf: Der rechte untere Eckzahn zeigt einen stark geröteten Zahnfleischrand. Auf Befragen gibt der Patient an, dieser Zahn sei vor 20 Jahren wurzelspitzenreseziert worden. Seitdem leide er an der chronischen rechtsseitigen Sinusitis.

Vor dem Eckzahn finden sich in der Mundschleimhaut deutlich irritierte Mundakupunkturpunkte, die therapiert werden (Lokalisation s. a. Abb. 19, Farbtafel S. 67). Sofort nach der Behandlung ist der Patient von seinen Kopfschmerzen frei, auch eine vorher eingeschränkte Beweglichkeit der Halswirbelsäule ist völlig wiederhergestellt. Später berichtet der Patient, dass vom gleichen Tag der Behandlung an auch Beschwerden am rechten Knie, die er schon viele Jahre beim Laufen und Treppensteigen verspürte, gänzlich verschwunden seien. Röntgenologisch sei früher eine beginnende Gonarthrose festgestellt worden, mit der er sich inzwischen abgefunden habe.

Die eingehendere Anamnese ergibt einen früher durchgemachten Ikterus. Die Mehrfachbelastungen im Leber-Gallenblase-Funktionskreis dieses Patienten ergeben sich aus den Folgezuständen des Ikterus, der chronischen Tonsillitis, die zur Tonsillektomie geführt hat, des avitalen Eckzahns, der reseziert wurde, und der chronischen Sinusitis; die Gonarthrose fügt sich in die Reihe der für den Leber-Gallenblase-Funktionskreis typischen Beschwerdebilder ein.

Fallbericht 3

37-jährige Patientin klagt über Kopfschmerzen, rezidivierende Rachenkatharrhe, Neigung zu Sinusitis. Seit zwei Monaten ständig zunehmende Dauerschmerzen am linken Ellbogen, starke Bewegungseinschränkung, wohl auch als Schonhaltung. Suchte mehrere Ärzte, auch Orthopäden auf, bekam lokale Injektionen. Schließlich wurde wegen der Therapieresistenz als letzte Maßnahme eine Operation angeraten.

In der Mundhöhle reagieren bei Palpation die Neunerareale im Oberkiefer beidseits extrem druckempfindlich; Rötung der Gaumenbögen ohne Hinweis auf Tonsillitis.

Es erfolgen Injektionen an den oberen Neunerarealen bukkal, distal, palatinal beidseits sowie auch im Unterkiefer-Neunerareal links, hier hin zum Gaumenbogen („Zehnerareal"). Die Patientin verspürt sofort eine deutliche Linderung der Schmerzen und freie Beweglichkeit. Nach acht Tagen erneute Vorstellung. Der Schmerz sei wieder gekommen. Die Wiederholungsinjektionen retromolar bringen nochmals eine Besserung für 3--4 Tage. Danach erneut Schmerzen und Bewegungseinschränkung.

Eine nochmalige anamnestische Befragung ergibt häufige (2- bis 3-mal täglich) weiche Stühle; vor zwei Monaten habe sie eine schwere Diarrhö durchlitten. Die Behandlung wird diesmal auch auf die Vestibulumpunkte für Lunge-Dickdarm ausgedehnt (014, 015; 024, 025; 036, 037; 046, 047) sowie Rat zum Fasten für einige Tage.

Die Patientin stellt sich nach drei Wochen völlig beschwerdefrei vor.

Fallbericht 4 (Gerhard Hieber)

Die 38-jährige Patientin klagt über Lumbalgiebeschwerden. Die Schmerzen steigerten sich oft so, dass sie gar nicht sitzen könne.

Die Palpation enoral ergibt deutlichen Druckschmerz im Gebiet der Linea obliqua, linker Unterkiefer, sowie im RAM-Areal links. Probatorisch werden an den Akupunkturpunkten 037 und 038 sowie am RAM-Areal links Quaddeln gesetzt. Die Patientin ist sofort beschwerdefrei, kann sich bücken, schmerzfrei sitzen.

Die Patientin erscheint nach 4 Tagen erneut zur Behandlung, die Besserung habe 3 Tage angehalten, nun aber seien die Schmerzen in alter Stärke zurückgekehrt. Daraufhin Wiederholung der Therapie. Die Patientin schildert, dass der untere Molar 37 vor 1 Jahr wurzelbehandelt worden sei und dass sich seitdem die Lumbalgie entwickelt habe. Nach der Wiederholungstherapie an den gleichen Punkten ist die Patientin nochmals für 1 Tag beschwerdefrei. Als sich danach die Schmerzen erneut einstellen, entschließt sie sich zur Extraktion des wurzelbehandelten Zahnes. Seitdem völlige Beschwerdefreiheit.

18 Mundakupunktur in der Schmerzmedizin

Die Mundakupunktur hat sich auch in der Therapie von Schmerzen verschiedenster Art und Ätiologie, selbst von Phantomschmerzen, bewährt.

Spannungskopfschmerzen

Bei dem so häufigen Spannungskopfschmerz sind oft Punkte des Leber-Gallen-Funktionskreises aufgrund ihrer Spannung regulierenden und relaxierenden Wirkung angezeigt – Punkte also retromolar-bukkal, noch dicht am Weisheitszahn im Unterkiefer, Punkte distal-palatinal im Oberkiefer sowie Canini-Punkte im Vestibulum (s. a. Abb. 23, Farbtafel S. 68). Offensichtlich spielt die muskuläre Tension und Verkürzung der Mm. pterygoidei eine nicht unbedeutende Rolle in der Ätiologie des Spannungskopfschmerzes. Die Mundakupunktur kann über Retromolarpunkte diese inneren Kopfmuskeln reflektorisch erreichen. Da der Spannungskopfschmerz nicht selten den intellektuellen „Grüblertyp" betrifft, sollten auch die Punkte des Milz-Magen-Funktionskreises berücksichtigt werden.

Migräne

Die Migräne lässt sich oft durch die RAM-Punkte im Gebiet der aufsteigenden Mandibula (Dreierwärmer-Punkte) günstig beeinflussen; da die Beschwerden oft einseitig sind, ist unbedingt auch an die Therapie der kontralateralen Punkte zu denken im Sinne eines Rechts-Links-Ausgleichs. Wie beim Spannungskopfschmerz, kommen für die allgemeine Muskelrelaxierung am ehesten die Mundpunkte für Le-Gb in Frage. Soweit es sich um eine mit dem Menstruationszyklus einhergehende Migräne handelt, ist an die Unterleibspunkte – Ni-Bl – zu denken; die endokrine Komponente wird von den RAM-Punkten an der aufsteigenden Mandibula erfasst (s. a. Abb. 22, Farbtafel S. 68).

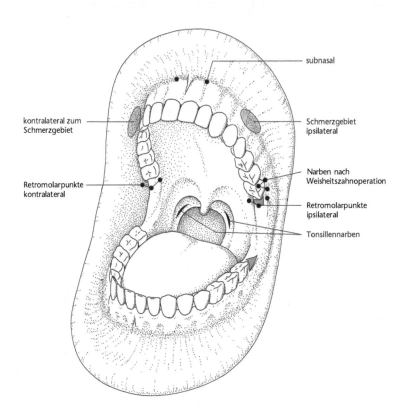

Abb. 28a   *Mundpunkte zur Behandlung von Schmerzen*

Gesichtsschmerzen

Gesichtsschmerzen können von den Nebenhöhlen, den Zähnen und von lokalen Prozessen ausgehen. Außer dem „echten" Sinusitisschmerz fallen in den letzten Jahren zunehmend pseudosinugene Kopfschmerzen auf: Das Schmerzbild ähnelt zwar dem der Sinusitis, wird aber durch myofasziale Spannungen und Triggerpunkte imitiert. Solche Pseudo-Krankheitsbilder spielen eine zunehmende Rolle und verlangen eine gründliche diagnostische Abklärung ebenso wie eine Kenntnis der wechselwirksamen Zusammenhänge.

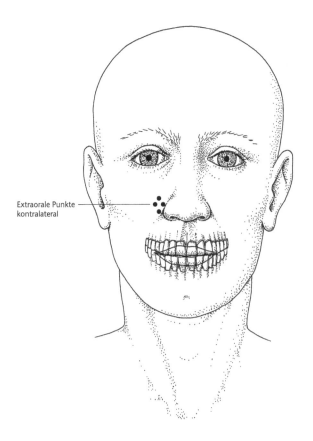

Extraorale Punkte
kontralateral

Abb. 28b *Mundpunkte zur Behandlung von Schmerzen*

Myofasziale Syndrome

Myofasziale Beschwerdebilder im Kopfgebiet gehen bevorzugt von den Hals-Nacken-Muskeln aus, oft sind auch die Kaumuskeln involviert. Die myofaszialen Syndrome werden vorwiegend auf an den Muskeln auftretende Triggerpunkte zurückgeführt, die es also aufzulösen gilt. Doch finden sich „trigger points" und „tender points" nicht selten in tiefen, schwer erreichbaren Muskelschichten, z. B. der Mm. biventer und sternocleidomastoideus u. a.

Dank der Fernpunktwirkung spezifischer bewährter Akupunkturpunkte

können von diesen aus derartige tief liegende Muskelverkürzungen und Triggerpunkte noch angesprochen werden. So kann beispielsweise die Entspannung und
Auflösung von Triggerpunkten im M. biventer von den Akupunkturpunkten im
oberen Sternalgebiet (KG 20/KG 21) aus bewirkt werden. Auch Mundpunkte, speziell die Retromolarpunkte im Unterkiefer, können z.B. die Spannung in den tiefen
kurzen Nackenmuskeln (M. rectus, M. obliquus – Nackenrezeptorenfeld!) beeinflussen (s. a. Abb. 23, Farbtafel S. 68).

Trigeminusneuralgie

Die Trigeminusneuralgie stellt den Therapeuten vor eine besondere Herausforderung. Selbst wenn in der Vordiagnostik eine genuine Trigeminusneuralgie postuliert wird, lohnt es sich, nochmals einer evtl. dentogenen Spur – auch in der
Anamnese – nachzugehen. Stets sind Narben nach früheren Traumen im betroffenen Innervationsbereich (Trigeminus V/1, V/2, V/3) zu bedenken und im Sinne der
Neuraltherapie zu unterspritzen.

Soweit das höchst schmerzhafte Areal eine lokale Therapie nicht erlaubt, ist
unbedingt die kontralaterale Behandlung vorzuziehen. Je geduldiger und exakter
irritierte Symmetriepunkte detektiert und therapiert werden, desto eher wird der
Schmerz auf der kranken Seite gemindert.

Üblicherweise wird die Trigeminusneuralgie außer von den klassischen Fernpunkten (Di 4, Di 10, Ma 43, Ma 44, Le 3 etc.) aus auch von lokalen Punkten im
Gesicht – ggf. kontralateral – angegangen. Eine enorale Punkttherapie ist jedoch oft
noch wirksamer, vorausgesetzt ein schmerzhaftes Areal lässt sich hier deutlich
abgrenzen.

Bekannterweise führt eine Injektion in das hoch schmerzhafte Gebiet bei der
Trigeminusneuralgie selten zu einer Exazerbation der Beschwerden. Gleichwohl
ist – schon mit Rücksicht auf die Angst und Sorge des Patienten – auch im Mund
anfänglich die Kontralateraltherapie besser und zumutbarer. Doch auch in dem
Kieferquadranten, in dem sich der Schmerz am stärksten äußert, bieten die Retromolarpunkte einen günstigen Therapieort.

Der bekannte Schmerzpunkt Di 4 (zwischen Daumen und Zeigefinger) wird
bei der Trigeminusneuralgie oft noch in seiner Wirkung verstärkt, wenn auch
Punkte auf dem II. Metakarpale (ECIWO) einbezogen werden. Diese erweisen sich
oft als höchst druckschmerzhaft; der Patient kann eventuell bereits durch Akupressur dieser Periostpunkte eine gewisse Schmerzlinderung erfahren.

Zahnschmerzen

Zahnschmerzen, die eindeutig auf einen bestimmten Zahn hinweisen (Kälte-bzw. Wärmeempfindlichkeit, Schmerz beim Beklopfen), kann eine beginnende Pulpitis zugrunde liegen. Wegen der ungünstigen anatomischen Bedingungen (Blutstau infolge der fest umschlossenen Pulpa) ist die Prognose der Pulpitis meist ungünstig. Doch kann manchmal durch eine frühzeitig einsetzende Behandlung an den zugehörigen wie auch an den symmetrischen Mundpunkten sowie möglichst auch an den analogen extraoralen Punkten, eine sofortige Schmerzlinderung erzielt und die Chance der Vitalerhaltung der Pulpa verbessert werden.

Bemerkenswerterweise kommt es dann an den Therapieorten auch häufig zum Blutaustritt (Fülle-Zeichen der TCM). Eine solche Behandlung sollte allerdings in kurzer Folge – am besten täglich – wiederholt werden, soweit der Patient auf die Vitalerhaltung des Zahnes großen Wert legt und kooperativ ist.

Praxistipps spezielle Schmerzindikationen

Eine Domäne der Mundakupunktur in der Schmerztherapie sind Kiefer- und Gesichtsschmerzen. Bewährt ist die kontralaterale, exakt punktbezogene Behandlung. Aus dieser Erfahrung hat sich auch für die weiteren Schmerzzustände – akut wie chronisch – eine Kontralateraltherapie über Symmetriepunkte bewährt: Am besten gelingt dies, wenn mittels Very-Point-Technik das exakte Symmetriegebiet mit feiner Nadel abgesucht wird, bis der Patient spontan reagiert – mimisch und/oder verbal.

Kopfschmerzen, Spannungskopfschmerz	▪ Sorgfältige Untersuchung der Vestibulum- und Retromolarpunkte ▪ Auffallend häufig drucksensible Punkte an Stellen in den Neunerarealen des Ober- und Unterkiefers, von denen aus die Mm. pterygoidei erreichbar sind ▪ Auch an Punkte für die HWS und allgemein spasmolytisch wirksame Puntke (Le-Gb, 3E) denken!
Migräne	▪ Oft gleiche Punkte wie bei Spannungskopfschmerz ▪ Auffallend häufig drucksensible Punkte an der aufsteigenden Mandibula (RAM) als Hinweis auf den 3E mit seiner neuroendokrinen Steuerung ▪ Wegen der häufig einseitigen Beschwerden unbedingt kontralaterale Entlastungstherapie über Symmetriepunkte, die nicht unbedingt drucksensibel sind, sich aber mittels Very-Point-Methode aufspüren lassen

Gesichtsschmerz, Trigeminusneuralgie	▪ Zuordnung des Schmerzgebiets zu dem speziell betroffenen Funktionskreis (Meridian) ▪ Therapie über die zugehörigen Punkte in allen 4 Quadranten, speziell retromolar ▪ Bei Trigeminusneuralgie unbedingt Abklärung einer dentogenen Ursache – auch wenn eine genuine Form diagnostiziert wurde! ▪ Bei zunehmender Schmerzerleichterung zusätzlich Punkte retromolar im betroffenen Quadranten ipsilateral ▪ Erst nach deutlicher Schmerzminderung werden lokale Schmerzpunkte exakt detektiert und therapiert ▪ Zusätzlich auch Nadeltherapie im Gesicht, anfangs nur streng kontralateral! Wichtig auch z. B. Di 4, Le 3 und analgetisch wirksame Ohrpunkte
Kiefergelenksschmerzen	▪ Retromolarpunkte im Oberkiefer (M. pterygoideus lateralis) ▪ RAM Punkte (3E) ▪ Retromolarpunkte im Unterkiefer (M. pterygoideus medialis) ▪ Zusätzlich Ohrpunkte und Körperpunkte (Dü 2 an der Hand, KG 21 am oberen Sternum) sowie Lymph-Belt ventral und dorsal
Schmerzen im Bereich der Wirbelsäule und der Gelenke	Siehe Kapitel 17, Mundakupunktur in der Orthopädie
Phantomschmerzen	Therapieresistente Phantomschmerzen, speziell der unteren Extremitäten, ließen sich in mehreren Fällen von Punkten im Lippengebiet – enoral wie extraoral – gut beeinflussen

Fallberichte

Fallbericht 1

Frau K., 49 Jahre, leidet seit ca. 8 Jahren an Kieferschmerzen links, die Schmerzen sind wechselnd, kommen meist plötzlich, halten für mehrere Stunden an. Es gebe aber auch schmerzfreie Tage.

Sie sei schon „überall" gewesen – bei mehreren Zahnärzten, in der Kieferklinik, beim Neurologen, in der Universitäts-Schmerzambulanz. Doch alles habe nicht geholfen. Sie nimmt seit 3 Jahren regelmäßig Tegretal®; doch sie spürt zunehmend Nebenwirkungen des Medikaments. Durch Bekannte wurde ihr geraten, das Medikament nur noch in geringerer Dosis zu nehmen und einen Versuch mit Akupunktur zu wagen.

Die Patientin bringt Befunde mit: Röntgen der Nasennebenhöhlen und des Schädels, Panoramaaufnahme der Zähne, Aufnahme der HWS; Befund der Kieferklinik. Bis auf eine geringe Schwellung am Boden beider Kieferhöhlen kein auffälliger Befund. In der HNO-Klinik sei eine Punktion vorgenommen worden, ohne

Resultat. Sie möchte auf keinen Fall noch einmal diesen Eingriff vornehmen lassen. Die Kieferklinik riet derzeit nicht zu einer OP; die Patientin sollte versuchen, mit Tegretal® zurecht zu kommen.

Als Kind sei eine Tonsillektomie in Lokalanästhesie durchgeführt worden. Eine plötzliche Nachblutung machte eine Nachoperation nötig, was sie in schrecklicher Erinnerung habe. Seitdem bestehe eine Spritzenangst. Kälte und Zugluft vertrage sie gar nicht, weil dies den Schmerz provoziere. Sie benutze dann immer ein Tuch und halte es über die Wange. Aufregungen und Ärger verschlimmern die Beschwerden. Zeitweise Magenbeschwerden, häufig Aufstoßen und Blähungen.

Die Zähne seien saniert. Sie habe sich in den letzten 7–8 Jahren mehrere Zähne ziehen lassen, weil der Verdacht auf dentogene Ursache bestand; dies habe aber nichts gebessert. Eine Weisheitszahnoperation vor ca. 10 Jahren links sei sehr schwierig gewesen (ca. 1 Stunde OP! Danach lange Wundschmerzen). Der HNO-Arzt habe bei ihr auch vor ca. 10–12 Jahren bei einer hartnäckigen Sinusitis eine scharfe Spülung vorgenommen („durchgestoßen"). Dies sei damals sehr schmerzhaft gewesen; er musste ein paar Mal ansetzen, „um durchzukommen". Damals auch Kieferschmerz!

Diagnostisch ergaben sich: An der Zunge deutliche, girlandenförmige Zahneindrücke. Die Zunge selbst ist weißlich grau belegt. Der Puls nach TCM erscheint schwach (Taststelle Herz). Auch der Milz-Puls ist eher wischend und schwach.

Eine Palpation im Gesicht wehrt die Patientin ab, weil sie Angst vor einer Schmerzattacke hat.

Die Palpation der in Frage kommenden Körperakupunkturpunkte ergibt deutlichen Druckschmerz an Di 4 beidseits, KG 17 und KG 21, an Mi 6, Le 3 und am stärksten an Ma 44 beidseits, links mehr als rechts.

Die Therapie erfolgt anfangs nur kontralateral im Gesicht, auch an den Punkten Di 4, Ma 44, Le 3 mittels Low-level-Laser.

Mundakupunktur kontralateral zum Schmerzgebiet: Hier finden sich exakt symmetrisch hochsensible Punkte, die gelasert werden. Die Patientin spürte zunehmend eine Schmerzerleichterung und erlaubte später auch eine Injektion im Mund. Erst erfolgten die Injektionen kontralateral im Retromolargebiet Oberkiefer, später auch ipsilateral. Das eigentliche Schmerzgebiet konnte erst bei der 8. Sitzung einbezogen werden. Vorher war bereits im Gesicht kontralateral mittels Very-Point genadelt worden, was die Patientin akzeptierte.

In weiteren Sitzungen konnten auch die Punkte Di 4, Punkte am 2. Metacarpale (ECIWO) und Punkte am Fuß (Ma 44, Le 3) genadelt werden. Schließlich erlaubte die Patientin auch Injektionen eines Lokalanästhetikums an die Narben des operativ entfernten Weisheitszahnes, subnasal (Schmerzregion nach früheren Kieferhöhlenpunktionen) und der Tonsillektomie.

Nach den insgesamt 12 Behandlungen war die Patientin monatelang beschwerdefrei. Sie berichtete ein Jahr später bei einem Kontrollbesuch, dass ihr Wind und Wetterwechsel noch ab und zu leichte Beschwerden verursachten, die aber jeweils nach 1–2 Tagen wieder vergingen.

Fallbericht 2

Der 17-jährige Patient liegt stationär nach schwerem Motorradunfall, bei dem vor allem das linke Bein ab dem Knie schwerst traumatisiert worden war und eine Amputation zur Diskussion stand. Der junge Mann schrie oft vor Schmerz; die verschiedensten Schmerzmedikamente inklusive Opiaten brachten keine Erleichterung; zum Neu-Betten und Lakenwechsel wurden Kurznarkosen nötig!

Bei der konsiliarischen Untersuchung weigerte sich der Patient, die Bettdecke von der schwer verletzten Extremität abzuheben. Schon aus diesem Grund war einzig eine Therapie mit Fernpunkten möglich. Nach einem längeren Gespräch mit Vertrauensaufbau erlaubte der Patient, 4 Nadeln extraoral dicht unter die Unterlippe (extraoral 033, 031, 041, 043), sowie 2 Nadeln an die Thalamus-Punkte im Ohr. Schon wenige Minuten nach Setzen der Nadeln gab der Patient eine Schmerzminderung an.

Die Behandlung wurde am nächsten Tag wiederholt: Die Angst vor den Nadeln war gewichen, der Patient zeigte jetzt auch seinen schwer versehrten Unterschenkel vor. Es folgten noch 2 weitere Behandlungen, weiterhin nur mit Fernpunkten. Der Patient wurde nicht amputiert und meldete sich später noch einmal aus der Reha-Klinik als beschwerdefrei.

Fallbericht 3 (Gerhard Hieber)

63-jähriger Patient mit Postzosterneuralgie. Erkrankung vor 1 ½ Jahren. Seitdem ständig Schmerzen. In Behandlung beim Hausarzt; wegen fortbestehender Beschwerden mehrere Ärzte aufgesucht, darunter auch Neuraltherapeuten – bisher ohne Erfolg.

In der ersten Behandlungssitzung Versuch mit Ohrakupunktur und Punkten der Schädelakupunktur (Ohr: BWS-Zone, YNSA: Thoraxzone E auf der Stirn), danach keine Besserung. In der darauf folgenden Sitzung Versuch mit Mundakupunktur: BWS-Zone (Oberkiefer Neunerareal palatinal). Erstmalig erfährt der Patient eine Schmerzlinderung.

Die lokalen Schmerzen am Thorax lassen durch die Höhe der Shu-Punkt-Etage (Bl 20, Bl 21) auf Mi-Ma schließen. Deshalb wurden zur Therapie auch Punkte für Mi-Ma im Mund und am Ohr eingesetzt.

Nach 5 weiteren Behandlungen mit diesen Punkten ist der Patient völlig beschwerdefrei.

Fallbericht 4 (Anton Fischer)

Der 35-jährige Patient musste nach einem schweren Motorradunfall unterschenkelamputiert werden. Schon bald nach der Amputation stellten sich Phantomschmerzen ein. Wegen dieser kaum auszuhaltenden Schmerzen erhielt der Patient über lange Zeit Morphium, doch auch diese Wirkung ließ immer mehr nach.

Probatorisch erfolgte eine Mundakupunktur im Bereich der unteren Vestibulumpunkte, durchgehend von 034 bis 044, zusätzlich Injektionen im Neunerareal Unter- und Oberkiefer. Schon kurz nach den Injektionen verspürte der Patient eine deutliche Schmerzlinderung. Die Therapie wurde über 2 Monate anfangs 2-mal wöchentlich, später 1-mal wöchentlich wiederholt. Jetzt erfolgt nur noch monatliche Kontrolle und Therapie zur Stabilisierung. Der Patient fühlt sich bereits seit der 4./5. Behandlung so gut wie beschwerdefrei.

Fallbericht 5

Die 48-jährige Patientin klagt über Kopf- und Nackenschmerzen; auch der Rücken schmerze immer wieder. Sie habe schon mehrere Ärzte aufgesucht, allerlei Medikamente eingenommen, doch das habe alles nicht geholfen.

Die Untersuchung ergibt auffälligen Druckschmerz im Bereich der oberen Schneidezähne. Hier hatte vor vielen Jahren eine Operation stattgefunden (Wurzelspitzenresektion?). Leichterer Druckschmerz auch im Gebiet retromolarer Oberkiefer beidseits.

Probatorisch erfolgt Mundakupunktur, Injektionen nahe am Frenulum des Oberkiefers sowie an der Narbe bei 012 und 011.

Die Patientin erscheint in der darauf folgenden Woche und berichtet, dass nicht nur die Kopf- und Nackenschmerzen behoben seien, sondern dass auch ein Schmerz am After völlig verschwunden sei. Sie habe deswegen schon mehrfach einen Facharzt aufgesucht, der wegen einer Analfissur eine Operation vorgeschlagen hatte. Die Patientin will die Operation jedoch nicht machen lassen.

Sie erscheint zu einer Kontrolle nach 6 Monaten und berichtet, der Arzt meine, eine Operation am After sei eigentlich nicht mehr nötig, zumal sie auch keine Beschwerden mehr habe.

Hinweise zu den Falldarstellungen der Kapitel 15–19

Die dargestellten Fallberichte aus den verschiedenen Fachrichtungen unterlagen einer Auswahl in dem Sinne, dass möglichst ausschließlich oder zumindest vordergründig Mundakupunktur zum Einsatz kam und zum Erfolg führte. Freilich wird nicht jeder Fall sich einzig mittels Mundakupunktur zur Besserung führen lassen. In der Schmerztherapie wird man z. B. auf Segment-, Meso- oder Neuraltherapie sowie spezielle Ganglieninjektionen nicht verzichten wollen.

In der täglichen Praxis gilt ohnehin die Devise, den Patienten mit allen zur Verfügung stehenden Mitteln und Verfahren entsprechend der Ausbildung und Kompetenz des Therapeuten zu helfen.

Vor allem erweist es sich meist als sinnvoll, weitere Mikrosysteme, wie z. B: die Ohr- und Schädelakupunktur, ebenso aber auch die TCM mit ihren Regeln und Punkten in die Therapie mit einzubeziehen.

Die vorstehenden exemplarischen Fallberichte sollen vor allem vor Augen führen, bei welchen Erkrankungen die Mundakupunktur sich besonders bewährt hat und dazu anregen, sie in das eigene Therapiespektrum zu integrieren. Auch wenn sich anfangs nicht immer gleich nur Erfolge einstellen, so führt doch das geduldige „learning by doing" zum Ziel.

19 Mundakupunktur bei psychosomatischen Erkrankungen

In den vorangegangenen Kapiteln konnten Therapiekonzepte für verschiedene somatische Krankheitsbilder vorgestellt werden. Für psychosomatische Störungen kann die Akupunktur freilich keine spezifischen Punktkonzepte anbieten. Doch eröffnet die Fünf-Elemente-Lehre und ihre weiterentwickelte westliche Interpretation spezielle somatopsychische Zusammenhänge mit entsprechenden diagnostischen Hinweisen. Diese beziehen sich nämlich auf die Gesamtpersönlichkeit mit ihren individuellen typologischen Merkmalen, die sich im Psychischen meist deutlicher abzeichnen als im Somatischen. Auf jeden Fall ist erst durch Einbeziehung der psychischen Komponente der Mensch in seinem Krankheitsbild ganzheitlich erfasst. Dazu soll das folgende Kapitel praktisch nutzbare Hilfen geben.

Akupunktur ersetzt keine Psychotherapie. Ihre Systematik kann aber trotzdem einen wertvollen Beitrag leisten, zumal bei den vielen psychisch überlagerten bzw. psychosomatisch geprägten Krankheitsbildern, mit denen der Therapeut heute konfrontiert ist. Soweit in der Literatur einzelne Punkte ausdrücklich als psychotrope Punkte ausgewiesen sind – wie z. B. am Ohr –, ist damit eine vegetativ harmonisierende Wirkrichtung angesprochen. Von solchen Punkten aus lässt sich die generell entspannende Wirkung der Akupunktur auf die psychische Befindlichkeit – eine heute unbestrittene Wirkung – verstärken.

Der besondere Vorzug der Akupunktur ist ihr ganzheitlicher Ansatz. Die Funktionskreise des Organismus sind, wie in Kapitel 9 dargelegt, keine bloßen Organzusammenschlüsse. Vielmehr sind ihre Regulationsprozesse unweigerlich in einen Kreis von Bedingungen einbezogen, die auch jenseits des eigentlichen Körpers wirksam sind. Auf diese Weise können z. B. die klimatisch-jahreszeitlichen Modalitäten einen Einfluss ausüben, vor allem aber die jeweiligen psychischen Aspekte.

Fünf wesentliche, aus der therapeutischen Erfahrung gewonnene psychische Ausdrucks- bzw. Verhaltensformen finden jeweils in einem der fünf Elemente ihre Entsprechung: Die Niere wird mit der „Angst" in Beziehung gesetzt, die Leber mit dem „Zorn", die Milz mit dem „Grübeln", die Lunge mit der „Traurigkeit" sowie das Herz mit der „Freude".

Angesichts der wachsenden Bedeutung der Psychosomatik in der westlichen Medizin ist es berechtigt, diese aus einer jahrtausendealten bildhaften Sprache überlieferten psychischen Aussagen zu prüfen und zeitgemäß zu interpretieren. Eine solche Interpretation zeigt auf, dass es sich hier um sehr spezifische Befindlichkeiten bzw. Verhaltensmuster handelt, die in eindeutiger Analogie zu dem Funktionsprinzip des jeweils zugeordneten Funktionskreises stehen.

Die TCM hat eine Trennung von Körper und Psyche nie gekannt oder vollzogen. In ihr ist der Mensch durch ein Ineinander-Verwobensein von Leib und Seele als eine Einheit erfasst, in der sich das Somatische psychisch und das Psychische somatisch manifestieren kann. Je nach Konstitution, Milieu und Vorgeschichte stellt sich das Krankheitsbild vordergründig in Form einer somatischen Störung oder einer psychischen Fehlhaltung dar. Aufgrund dieser Parallelität wird das Seelische von körperlichen Funktionen her fassbar und auch therapierbar, wobei die Besserung des einen oft die Selbstregulation des anderen nach sich zieht. So bietet im Rahmen der weitgefassten Zuordnung von analogen innerkörperlichen und außerkörperlichen Faktoren die psychische Entsprechung ein wichtiges Glied in jedem Funktionskreis.

Es handelt sich also um a-kausale Verknüpfungen: Sie beruhen auf Ähnlichkeit. A-Kausalität impliziert, dass die Frage, ob das Somatische oder das Psychische zuerst bestanden hat, nicht gestellt werden kann: Beides ist gleichzeitig und gleichrangig existent. *C. G. Jung* prägte für das Phänomen simultan aufscheinender Faktoren den Begriff Synchronizität. In der heutigen Physik spricht man von A-Linearität: Der Kausalität steht die Phänomenologie, die Gesamtübereinstimmung gegenüber. Beiden liegt Ordnung zugrunde, wenn auch jeweils diametral unterschiedlich.

Das selbstverständliche wechselseitige Durchdrungensein von Seele und Körper lässt die Psyche – analog der Zusammensetzung des Körpers aus einzelnen Organen und Funktionen – in Teilaspekten erscheinen. Einen abstrakten Begriff für die Seele als Ganzes kennt die TCM nicht.

Ebenso wie die Organe nicht anatomisch definiert, sondern funktionell verstanden werden, müssen auch ihre psychischen Entsprechungen als dynamische Seelenfunktionen aufgefasst werden. Bekanntlich spricht auch *Jung* von Grund-„Funktionen" als differenzierbaren Teilaspekten der Psyche.

Die fünf spezifischen psychischen Entsprechungen bieten mehr an als nur eine Typologie: Sie definieren den Direktbezug, der zwischen den einzelnen psychischen Funktionen und bestimmten somatischen Funktionen gegeben ist.

Die in den Funktionskreisen ablaufenden Regulationen umfassen offensichtlich nicht nur das Somatisch-Funktionelle, sondern immer auch zugleich die analoge psychische Funktion. Alle Belastungen des Funktionskreises werden also vom gesamten psychophysischen Regelverbund getragen. So kann sich, laut TCM, auch jeder am Somatischen gesetzte Impuls regulierend auf die ähnliche psychische Befindlichkeit auswirken. Auf alle Fälle erlaubt das somatische Bild des Patienten Rückschlüsse auf die mitbetroffene psychische Reaktionsweise im Sinne einer Somatopsychik – und umgekehrt.

Die psychischen Entsprechungen werden in der Fünf-Elemente-Lehre in einer Weise ausgedrückt, die eher als ein Fehlverhalten erscheint. Eine Ausnahme besteht nur beim Herz-Funktionskreis mit seiner psychischen Analogie der Freude. Doch können gerade solche Auffälligkeiten den Therapeuten auf die Spur einer Schwäche bzw. Dysbalance in einem bestimmten Funktionskreis führen.

Interessanterweise bestehen auffällige Übereinstimmungen mit Seelenmodellen der westlichen Medizintradition: Dem Vier-Temperamente-Modell der *Hippokratiker*, den fünf Wesensbereichen (Entia) des *Paracelsus* und nicht zuletzt den vier Grundfunktionen der Psyche nach *Jung. Jung* stellt übrigens ein „Normbild" der Psyche vor Augen. Die nachfolgend aus den Funktionsprinzipien abgeleiteten harmonischen psychischen Entsprechungen der einzelnen Funktionkreise stimmen mit den Seelenfunktionen nach *Jung* auffällig überein.

Es wird sich darüber hinaus erweisen, dass die psychische Funktion in den einzelnen Funktionskreisen jeweils in eine spezifische Polarität gestellt ist – ähnlich wie die TCM auch von *Yin-* und *Yang*-Meridianen bzw. -Organen spricht. Die Polarisierungen im Psychischen erklären das breite Spektrum durchaus widersprüchlicher Verhaltensweisen, die jeweils einem selben Funktionskreis zugeordnet werden können.

19.1 Niere-Blase im psychischen Aspekt

Wie in Kapitel 8.2.1 beschrieben, ist in der TCM für diesen Funktionskreis als psychische Entsprechung „Angst, Schock" überliefert. Ein ängstlicher Mensch ist unsicher, ohne Halt und innere Festigkeit; es fehlt ihm an Stehvermögen. Sicherheit und Aufrechthaltung werden durch die diesem Funktionskreis zugehörigen somatischen Strukturen gewährleistet, nämlich Knochen und Skelett. Im Somatischen wie im Psychischen bedarf der Mensch solchen Gefestigt-Seins, der Kraft, in sich und zu sich stehen zu können. Nur so gewinnt er Vertrauen zu sich selbst.

Die „Nieren-Ängste" sind sehr häufig Folge erlittener Traumen und Schocks (chin.: „Schreck"). Oft schon in früher Kindheit erlitten, können sie – mehr oder weniger verdrängt – über Jahrzehnte persistieren. Verdrängte Verletzungen können sich leiblich geradezu einnisten und sind dadurch dem kognitiven Bewusstsein besonders schwer zugänglich.

Besonders tragische und nachhaltige Folgen lösen bekanntlich Gewalt und Missbrauch im Kindesalter aus; sie verletzen – somatisch wie psychisch – speziell die dem Niere-Blase-Funktionskreis zugehörigen Unterleibsfunktionen.

Die TCM ordnet diesem Funktionskreis allerdings auch den „Willen", das Wollen zu: Gemeint ist der Drang nach Erfüllung körperlicher Grundbedürfnisse, zu denen auch die Triebe gehören.

Gleicht das Angstverhalten einem Zurückweichen, Erstarren, Sich-Verschließen (z. B. Frigidität), so sind Trieb und Wollen nach vorn, auf die Bestimmung und Befriedigung gerichtet.

Wie typisch für die TCM, wird hier ein polarer Gegensatz deutlich: einerseits Verharren, was auch dem Ausruhen, Innehalten und Erneuern der Kraftreserven dient (Re-Generation), andererseits der Drang zum Aufbruch und zur Vitalerfüllung (Generation). So spiegeln sich *Yin* und *Yang* in Gegensätzen, die traditionell als Yin-Niere und „Feuer"-*(Yang-)*Niere definiert werden.

Die oben beschriebenen Ängste, Hemmungen, Verneinungen sind die typischen Fehlhaltungen auf der *Yin*-Seite, die die Vitalität aushöhlen. Auf der *Yang*-Seite hingegen kann durch exzessiven Lebenshunger, durch pathologisch übersteigerte Triebe die körperliche wie seelische Vitalität verschleudert werden.

19.2 Leber-Gallenblase im psychischen Aspekt

Wie in Kapitel 8.2.2 dargestellt, gilt für diesen Funktionskreis die psychische Analogie „Wut, Zorn, Ärger". Gemeint ist die Stimmungslage der Gereiztheit, die emotionalen Ausbrüche bis zur Aggression. Das Bild des Jähzornigen drängt sich auf: hochroter Kopf, drohender Blick, geballte Angriffskraft. Der Wütende kämpft um sein Recht, seine Ich-Behauptung – dies aber allzu schnell maßlos und unbeherrscht.

Die dem Leber-Gallenblase-Funkionskreis zugeordneten Gewebe – Muskeln und Sehnen – sind Inbegriff von Spannkraft und flexibler Beweglichkeit. So lautet hier das Funktionsprinzip: Beweglichkeit und Lockerheit im Somatischen, Bewegtheit und natürliche Emotionalität im Psychischen, Bewegungsdynamik also auf beiden Ebenen. In dieser Dynamik drückt sich der Mensch individuell aus, so auch in seiner unverwechselbaren Mimik und Gestik, in seinem ihm eigenen Gang.

Die Bewegungsdynamik bietet polare Aspekte der Entfaltung: Selbstverwirklichung, Selbstbehauptung („aus sich heraus" = *Yang*); situativ angemessene Einpassung in die sich bietenden Freiräume (Autonomie-Verwirklichung zur

„Ich-Mitte" = *Yin*). Hier wird verständlich, warum die TCM dem Funktionskreis ebenfalls den „Mut" zuordnet: Die frohgemute, entschlossene und dabei anmutig-geschmeidige Lebensmeisterung. Die Balance liegt in der angemessenen Reaktion auf die jeweilige Situation, der passenden Reizantwort. Doch neigt der Mensch zu spontanen Fehlreaktionen – sei es aus Ärger, sei es aus Mutlosigkeit. Im Somatischen stellen sich allzu schnell Muskelspannungen und Verkrampfungen ein („in die Muskulatur eingefrorene Emotionen, Panzerringe" nach *Reich*). Hier verliert der Muskel seine Geschmeidigkeit, was jedoch im Vergleich zu den vielen gefürchteten autoaggressiven Krankheiten noch eine relativ harmlose Reaktion darstellt. Im Psychischen können sich mangelndes Selbstwertgefühl und Antriebslosigkeit entwickeln, doch selbst in depressiver Stimmungslage kann bei Provokation das angestaute Gefühl explosiv durchbrechen.

19.3 Milz/Pankreas-Magen im psychischen Aspekt

Diesem Funktionskreis ist, wie in Kapitel 8.2.3 erwähnt, laut TCM das „grübelnde" Denken und Nachsinnen zugeordnet. Grübeln, Verstandestätigkeit gilt auch in der TCM als Ausdruck des Seelischen, und zwar im gleichen Sinne, wie *C. G. Jung* das „Denken" als eine psychische Grundfunktion beschreibt.

Begreiflich wird die Funktionskreis-Zuordnung im Hinblick auf das dem Milz-Magen-System unterlegte Funktionsprinzip, nämlich prozessuale Abfolge von Hinwendung, Kontaktaufnahme, Aufschließen, Er- und Verarbeiten, Integrieren. Solche aufeinander aufbauende Stufen gelten im Somatischen für die Verdauung (katabole/anabole Phase), im Psychischen für das Mentale, die Kognition. Auch das zugeordnete Gewebe, das Interstitium, ist durch das hier gültige Prinzip gekennzeichnet: Die Interzellularsubstanz benetzt und verbindet alles miteinander. Sie bietet den Versorgungs- und Entsorgungstransit aller Organzellen; evolutiv ist diese Matrix dem Nervensystem als Informationsvermittler lange vorausgegangen. Interessant ist die TCM-Analogie „Feuchtigkeit" als eines durchtränkenden, sättigenden Agens.

Bei diesem Funktionskreis geht es um die Fähigkeit des Menschen, sich Neuem, ihm Begegnendem, Andersartigem – Nahrung, Information ebenso wie seiner sozialen Umgebung – auszusetzen und sich zugleich darein einzubringen: zu integrieren wie auch integriert zu werden. Dieser Herausforderung wird der Mensch gerecht durch Offenheit, Disziplin, Toleranz, sei es auf dem Gebiete der Essgewohnheiten, der Arbeit oder der sozialen Einbindung. Ausgewogenheit – somatisch wie psychisch – liegt in der zuträglichen Quantität. Zuträglichkeit/Verträglichkeit kann geradezu als Kennwort gelten: Der Mensch kann einerseits viel tragen und ertragen, so lange er seinem Handeln einen Sinn gibt (*Yang*-Aspekt); das Respektieren des Dienlichen und Verantwortbaren andererseits führt zum Sich-Zufriedengeben, zur Genüge (*Yin*-Aspekt).

Die pathologisch gesteigerte Quantität, das „Zuviel" – Gier, Neugier, Helfersyndrom – endet in der Überforderung, im selbsterzeugten Stress. Das pathologische „Zuwenig" liegt in Desinteresse, Nachlässigkeit, Verantwortungslosigkeit und nicht zuletzt dem zähen, trägen Wälzen von Problemen – eben dem „Grübeln".

19.4 Lunge-Dickdarm im psychischen Aspekt

Bei der laut TCM dem Funktionskreis zugeordneten psychischen Analogie „Trauer, Verlust" geht es um Grenzsituationen: Der Mensch ist ihnen ausgeliefert, er kann ihnen weder entgehen noch sie rückgängig machen. Die seelische Befindlichkeit gleicht dem Exspirium im Atem, einem Hergeben-Müssen, was dem *Yin* entspricht. Das *Yang* ist dementsprechend aus dem Inspirium abzuleiten: Empfangen auf dem Wege der Eingebung, der Intuition. Die Polarität liegt im Nehmen und Geben: Geben auch als Kreativität. Nichts wird zu Eigentum gewonnen, sondern will wieder hergeschenkt werden – in größere Zusammenhänge, aus denen es auch herrührt.

Im Lunge-Dickdarm-Funktionskreis stehen nämlich Austauschen, Symbiose und Ökologie für das Funktionsprinzip. Die Lunge „lebt" von der grünen Außenwelt; für die Darmfunktion ist die Innenwelt von Milliarden Symbionten lebensnotwendig. Das zugeordnete Gewebe, die Haut, ist ebenso „dünn" und durchlässig wie die hier analoge seelische Ebene: Sensibilität und Sensitivität. Im Laufe des Menschenlebens wird das Phasenhaft-Zyklische immer spürbarer und erfahrbarer. Die Traurigkeit bereitenden Verluste sind letztlich Zäsuren, die eine Änderung der Lebenshaltung und Lebensführung erzwingen. Die Suche nach Lösung und Erlösung, die Sehnsucht, kann zu einer depressiven Hoffnungs- und Aussichtslosigkeit führen: eine „No-hope"-Gestimmtheit, wie sie der heutige Zeitgeist fördert (*Yin*-Extrem). Das *Yang*-Extrem liegt in der Realitätsflucht, in Illusion und Täuschung – nicht selten auf dem Weg der vielfältigen Süchte.

Es liegt im Wesen der hier angesprochenen Phasenhaftigkeit, dass *Yin* und *Yang* in unablässigem Wechsel einander ablösen: hier himmelhoch jauchzend, dort zu Tode betrübt. So taucht im zyklischen Wechsel immer wieder Hoffnung und Erwartung auf, mit nicht zu unterschätzenden Ressourcen.

19.5 Herz-Dünndarm im psychischen Aspekt

Im Vergleich zu den eher negativen psychischen Aspekten der übrigen Funktionskreise gilt für Herz-Dünndarm „Freude", Erfüllung, Strahlkraft. Mit solch positiver Qualität hebt sich dieser Funktionskreis im Psychischen deutlich von den anderen ab. Dass dem Herzen die Herzlichkeit und Herzenswärme entspricht, liegt auf der Hand, drückt doch auch die klimatisch-jahreszeitliche Analogie Wohltuendes aus: Sommer und Wärme.

Bei der TCM-Aussage über das Herz wird die Analogie zum medizinhistorischen westlichen Erkenntnisgut offensichtlich. Das hippokratische Vier-Temperamenten-Modell wurde im Mittelalter durch die übergeordnete „Quinta essentia" vervollständigt: Paracelsus lehrte, dass neben vier eher niedrigeren („paganischen") Wesensbereichen ein fünftes „Ens", das „Ens Dei" aus einer höheren Dimension herrühre. Die klassische TCM-Literatur – so das Buch vom Gelben Kaiser – erwähnt mehrfach den Terminus „Shen" für das Geistige des Herzens.

Dem Herz-Dünndarm-Funktionskreis sind Blut und Gefäßsystem zugeordnet. Der rhythmische Einklang, den der Pulsschlag des Herzens vorgibt, ist Symbol des Einklangs, der auch auf der seelisch-geistigen Ebene erstrebt wird.

Die Zunge, die die Funktion der Sprache wahrnimmt, ist das dem Herzen zugehörige Sinnesorgan: Sprache als das vollendetste Kommunikationsmittel, das in der Schöpfung dem Menschen vorbehalten ist.

Inwieweit Yin-Yang-Polarisierungen und -Extreme für das Herz gelten, geht aus der TCM nicht hervor. Das verschlossene, verstockte, harte Herz ist auf jeden Fall weit entfernt von Freude und Offenheit. Andererseits gibt es auch eine gespielte und sich anbiedernde „Herzlichkeit", die hektisch, laut und geschwätzig wirkt.

Schlusswort

Der Leser mag fragen, warum im Rahmen der Mundakupunktur nicht nur somatische, sondern auch psychische Zusammenhänge herausgehoben wurden.

Die Entdeckung neuer Akupunkturformen, wie der Ohr-, Schädel- und Mundakupunktur, hat dazu ermutigt, die traditionellen Erkenntnisse nicht bloß zu perzipieren, sondern aus diesem Grundwissen weitere Folgerungen zu ziehen. So ist durch die integrative Auseinandersetzung mit einer Medizin, die schon vor Jahrtausenden das Funktionelle im Organismus samt dem somatopsychischen Wechselspiel als Regulationsgrundlage erkannte, eine phänomenologisch-typologische Differenzierung des Menschen möglich geworden. Dem Therapeuten begegnet in den einzelnen Organen und Körperbereichen nicht nur ein somatisches Substrat, sondern immer der ganze Mensch in seiner körperlich-seelisch-geistigen Einheit.

Solche Erkenntnisse mögen nicht grundsätzlich neu sein und dürften schon viele Ärzte in unserem westlichen Kulturkreis seit Jahrhunderten bewegt haben. Doch wird durch die aus der TCM ableitbaren und weitergeführten Erkenntnisse ein fassbares Bindeglied zwischen Soma und Psyche transparent: die funktionelle Basis als das *missing link*. Dieser Zugang zum Menschen könnte die heutige Medizin wesentlich befruchten.

Dieses Buch erfüllt dann seine Absicht, wenn engagierte Therapeuten mit der Mundakupunktur nicht nur eine zusätzliche Methode in ihr Repertoire aufnehmen, sondern wenn sie angesichts des in der Mundhöhle gespiegelten Organismus den ganzen Menschen vor sich wahrnehmen. Die moderne Systemwissenschaft ebenso wie die moderne Physik und Kybernetik mit ihren Fraktalen haben die wissenschaftlichen Grundlagen für solche Selbstspiegelungen offengelegt. Es ist an der Zeit, dass auch die Medizin von solchen neuen Erkenntnissen profitiert.

Literatur

Adler, E.: Erkrankungen durch Störfelder im Trigeminusbereich. GGM, Heidelberg 2004

Adler, E.: Neurale Geschehen in der Stomatologie für die Allgemeinmedizin. Physikalische Medizin und Rehabilitation 12/1968

Bachmann, G.: Die Akupunktur, eine Ordnungstherapie. Haug, Heidelberg 1959

Bayerische Landeszahnärztekammer (Hrgs.): Alternative und Grenzbereiche der modernen Zahnheilkunde. Quintessenz, Berlin 1993

Beisch, K.: Der akupunkturphysiologische Aspekt der vegetativen Dystonie. Akupunktur – Theorie und Praxis 1/1976

Beisch, K.: Die Energieproduktion und die Funktion der drei Erwärmer. Akupunktur – Therapie und Praxis 4/1974

Bergsmann, O. und R.: Projektionssyndrome. Reflektorische Krankheitszeichen als Grundlage für holistische Diagnose und Therapie. Facultas, Wien 1988

Birkmayer, W.: Der Mensch zwischen Harmonie und Chaos. Verlag Brüder Hollinek, Wien 1975

Bischko, J.: Sonderformen der Akupunktur. Haug, Heidelberg 1981

Bossy, J., Prat-Pradal, D., Teuillemollier, J.: Die Mikrosysteme der Akupunktur. VGM, Essen 1993

Broich, I.: Das Mundorgan. Haug, Heidelberg 1988

Bumann, A., Lotzmann, G.: Manuelle Funktionsanalyse zur Diagnostik und Therapie von Funktionsstörungen im Kausystem. In: Raeschak, K. H., Wolf, H. F. (Hrsg.): Farbatlanten der Zahnmedizin. Band 12. Thieme, Stuttgart

Dale, R. A.: The Micro-Acupuncture Systems. Vols. I–III, Dialectic Publ., Surfside, Florida 1980/1985

Dosch, P.: Lehrbuch der Neuraltherapie nach Huneke. 8. Aufl., Haug, Heidelberg 1978

Fliess, W.: Nasale Fernleiden. 3. Aufl. Deuticke, Leipzig-Wien 1926

Fliess, W.: Neue Beiträge zur Klinik und Therapie der Nasalen Reflexneurose. Wien 1893

Focks, C. Hillenbrand, N.: Leitfaden Chinesische Medizin. 4. Auflage. Urban & Fischer, München 2003

Füss, R., Mandel, P.: Farbpunktur bei Wirbelsäulen- und Gelenkerkrankungen. Energetik-Verlag, Sulzbach/Taunus 1993

Gleditsch, A.: Vom Bewußtsein zum Gewißsein – Hinführung zu einem somato-psychischen Menschenbild. Opal, Augsburg 1991

Gleditsch, J. M.: MAPS – MikroAkuPunktSysteme. Grundlagen und Praxis der somatotopischen Therapie. Hippokrates, Stuttgart 2002

Gleditsch, J. M.: Akupunktur in der Hals-Nasen-Ohren-Heilkunde. Hippokrates, Stuttgart 2001

Gleditsch, J. M.: Das stomatognathe System in seiner Beziehung zur Halswirbelsäule, in: Stomatologie 98, 7 (2001) a 13-a 15

Gleditsch, J. M.: Akupunktur und Psychosomatik, in: Stacher, A., Marktl, W. (Hrsg.): Ganzheitsmedizin in der Zukunft. Facultas, Wien 2001

Gleditsch, J. M., Behrens, N.: Very Point Technique – a method of precise point detection and needle insertion in pain therapy, in: Proc. 8th World Congress an Pain, Vancouver 1996

Gleditsch, J. M.: Oral Acupuncture, in: Acupuncture in Medicine, Journal of the BMAS 13 (1995) 15–19

Gleditsch, J. M.: Akupunktur, in: Jork, K. (Hrsg.): Alternativen in der Medizin. Hippokrates, Stuttgart 1993

Gleditsch, J. M.: Reflexzonen und Somatotopien als Schlüssel zu einer Gesamtschau des Menschen. WBV, Schorndorf 1983

Gleditsch, J. M.: Akupunkturerfahrungen in der HNO-Praxis, speziell bei der Therapie der Sinusitiden. Archiv für Ohren-, Nasen- und Kehlkopfheilkunde 2/1977

Gleditsch, J. M.: Biophysical Application of Laser Beam in ORL. Proc. XI. Congres Mondial d'Oto-Rhino-Laryngologie, Buenos Aires März 1977

Gleditsch, J. M.: Die Orale Akupunktur – ein Schlüssel zum Akupunkturverständnis. Akupunktur – Therapie und Praxis 4/1978

Gleditsch, J. M.: Orale Akupunktur. Akupunktur – Therapie und Praxis 1/1978

Gleditsch, J. M.: Biophysical Treatment of Rhinitis and Sinusitis. Proc. Intern-Sympos.: Infection and Allergy. Tokio Nov. 1976

Han, J. S., Terenius, L.: Neurochemical basis of acupuncture analgesia, in: Arm. Rev. Pharmacol. Toxicol. 22 (1982), 193–220.

Hansen, K. L., Schliack, H.: Segmentale Innervation. Thieme, Stuttgart 1962

Hecker, U., Steveling, A., Peuker, E. T. (Hrsg.): Ohr-, Schädel-, Mund-, Handakupunkt. Hippokrates, Stuttgart 2002

Heine, H.: Lehrbuch der biologischen Medizin. Hippokrates, Stuttgart 1997

Heine, H.: Funktionelle Morphologie der Akupunkturpunkte, in: Akupunktur – Theorie und Praxis 16 (1988) 4–11

Helgetum, H.: Tänderna. Mintera-Verlag/Schweden 1991

Herget, H. F. et al.: Kopf- und Gesichtsschmerz. KVM, Marburg 2000

Hieber, G.: Mundakupunktur. In: Focks, C., Hillenbrand, N. (Hrsg.): Leitfaden Chinesische Medizin. 4. Auflage. Urban & Fischer, München 2003

Hülse, M., Neuhuber, W. L., Wolf, H. D.: Der cranio-cervicale Übergang. Springer, Berlin-Heidelberg 1998

Hui, K. K. S., Liu, J., Chen, A. J. W et al.: Acupuncture modulates the limbic system and subcortical structures of the human brain, in: Neuroimage 7 (1998) 441

Huneke, F: Das Sekundenphänomen – Krankheit und Heilung anders gesehen. Haug, Heidelberg 1983

Irnich, D., Behrens, N., Gleditsch, J. M., Stör, W: Immediate effects of dry needling and acupuncture at distant points in chronic neck pain. Results of a randomised, doubleblind, sham-controlled crossover trial, in: Pain (2002), im Druck

Irnich, D., Behrens, N., Molzen, H., König, A., Gleditsch, M. J. et al.: Randomised trial of acupuncture compared with conventional massage and »sham« laser acupuncture for treatment of chronic neck pain, in: BMJ 322 (2001) 1574–1577

Jung, C. G.: Synchronizität als ein Prinzip akausaler Zusammenhänge in Naturerscheinung und Psyche. Studien aus dem C. G. Jung-Institut Zürich, Band 4, Rascher, Zürich 1952

Kachan, A. T., Karimov, I. P.: Acupunctura naso-labialis, Spmapo, St. Petersburg 2000

Kampik, G.: Propädeutik der Akupunktur. Hippokrates, Stuttgart 2000

Kellner, G.: Grundsystem und Regulationsstörung. Haug, Heidelberg 1984

Kellner, G.: Elektrobiologische und morphologische Grundlagen elektrischer thermischer Teste. Österr. Zeitschr. für Stomatologie 6/1975

Kellner, G.: Wirkung des Herdes auf die Labilität des humoralen Systems. Österr. Zschr. F. Stomatol. 60 (1963) 312

Kitzinger, E.: Der Akupunkturpunkt. Maudrich, Wien 1989

König, G., Wancura, I.: Neue Chinesische Akupunktur. Maudrich, Wien 1977

Kramer, F.: Lehrbuch der Elektroakupunktur. Haug, Heidelberg 1976

Lechner, J.: Herd, Regulation und Information. Hüthig, Heidelberg 1998

List, T., Helkimo, M.: Acupuncture in the treatment of patients with chronic facial pain and mandibular dysfunction. Swedish Dental Journal 11: 1983; 92

Mandel, P.: Lichtblicke in der ganzheitlichen (Zahn-) Medizin. Energetik, Bruchsal 1989

Mastalier, O.: Schmerzprojektionen im Kopf-Gesichts-Kiefer-Bereich aus der Sicht der TCM, in: Akupunktur Theorie und Praxis 24, 1 (1996) 60–63

Mastalier, O.: Reflextherapien in der Zahn-, Mund- und Kieferheilkunde. Quintessenz, Berlin/New York 1992

Mieg, R.: Zähne als Krankheitsherde. Ehrenwirth, München 1996

Nogier, P. F. M.: Lehrbuch der Auriculotherapie. Maisonneuve, Sainte-Ruffine 1969

Nogier, P: Praktische Einführung in die Aurikulotherapie. Maisonneuve, Sainte-Ruffine 1978

Ogal, H.-P., Kolster, W. B.: Propädeutik der Neuen Schädelakupunktur nach Yamamoto (YNSA). Hippokrates, Stuttgart 2004

Perschke, O.: Akupunktur und manuelle Medizin in Praxis und Theorie. Maudrich, Wien 1996

Petricek, E.: Die Akupunktur in der Zahnheilkunde. Haug, Heidelberg 1977

Petricek, E., Völkel, U.: Die Akupunktur in der zahnärztlichen Praxis. Hüthig, Heidelberg 1998

Pischinger, A.: Das System der Grundregulation. Haug, Heidelberg 1988

Platsch, K. D.: Psychosomatik in der Chinesischen Medizin. Urban & Fischer, München 2000

Pöntinen, P. J., Pothmann, R.: Laser in der Akupunktur. Hippokrates, Stuttgart 1993

Reichert, P., v. Treuenfels, H.: Biologische Zahnmedizin. Medizin. Verl. Anst., Uelzen 1992

Richter, K., Becke, H.: Akupunktur – Tradition, Theorie, Praxis. Ullstein-Mosby, Wiesbaden 1995

Rossaint, A. L.: Ganzheitliche Zahnheilkunde. 3. Auflage. Haug, Heidelberg 1991

Rost, A.: Möglichkeiten und Grenzen der Elektroakupunktur in der Zahnheilkunde. Zahnärztliche Praxis 10/1375

Rosted, P.: The Use of Acupuncture in Dentistry. Acupuncture in Medicine, May 1998, Vol 16, Nr. 1

Rusch, V.: Dysbiosetherapie, Symbioselenkung. Arbeitskreis f. Symbioselenkung, Herborn 1977

Sandkühler, J.: The organisation and function of endogenous antinociceptive systems, in: Prog. Neurobiol. 1 (1996) 49–81

Sauer, H.: Halsbedingte myoneuralgische Irritationsbeschwerden, ein Vorschlag zur Therapie durch den HNO-Arzt, in: Laryngol.-Rhinol.-Otol. Zschr. f. HNO-Heilk. 3 (1988) 89–140

Sauer, H.: Adjuvante alternative Therapieverfahren bei idiopathischem Tinnitus aurium und bei Hörsturz, in: Laryngol-Rhinol.-Otol. 69 (1990) 114–166

Sauer, H.: Der pseudosinugene Kopfschmerz, ein neuromuskuläres, cervicogenes Irritationssyndrom. Vortr. 68. Vers. d. Vereinigg. südwestdt. HNO-Ärzte, Bad Homburg 1984

Scherer, H.: Das Gleichgewicht. 2. Auflage. Springer, Heidelberg 1996

Schmidt, H.: Akupunkturtherapie nach der chinesischen Typenlehre. Hippokrates, Heidelberg 1978

Schmitter, J.: Schmerz – nein danke. Zähne – Kiefergelenk – Wirbelsäule. Eigenverlag, Duisburg 2000

Schoeler, H.: Die Weiheschen Druckpunkte. Haug, Heidelberg 1976

Schöttl, W.: Die cranio-mandibuläre Regulation. Hüthig, Heidelberg 1991

Schöttler, R.: Die craniomandibuläre Orthopädie. ICCMO-Brief 2 (1995) 3:1

Seifert, K.: Diagnostik und Therapie funktioneller Störungen im Kopf-Hals-Bereich, Rundtischgespräch mit K. Seifert, St. Kopp, E. Biesinger, J. Gleditsch, W. Dorsch bei der 72. Jahresvers. d. Dt. Ges. für HNO-Heilkunde, Kopf- u. Hals-Chirurgie, Hamburg, Mai 2001, in: Laryngo-Rhino-Otologie 80, 11 (2001) 648–690

Simma-Kletschka, I., Gleditsch, J. M., Piehslinger, E.: Therapie craniomandibulärer Dysfunktionen mittels Akupunktur, Internat. ICMART-Symposium, Berlin 2001

Slavicek, R., Gsellmann, B. et al.: Prädisponierende Faktoren in der Ätiologie von Kiefergelenkskrankheiten, in: Z. Stomatol. 1 (1993) 11–15

Strittmatter, B.: Das Störfeld in Diagnostik und Therapie. Eine Praxisanleitung für Ärzte und Zahnärzte, Hippokrates, Stuttgart 1998

Travell, J. G., Simons, D. G.: Myofascial Pain and Dysfunction, The Trigger Point Manual. Vol.1, 2. Williams and Wilkins, Baltimore 1992

Van Nghi, N.: Pathogenese und Pathologie der Energetik in der chinesischen Medizin. Med. Lit. Verlagsges. Uelzen, 2 Bände 1974/75

Voll, R.: Energetische Beziehungen von Organpaaren zu Nasennebenhöhlen, Odontonen und Tonsillen. Akupunktur – Theorie und Praxis 3/1976

Voll, R.: Kopfherde – Diagnostik und Therapie mittels Elektroakupunktur und Medikamententestung. Med. Lit. Verlagsanstalt Uelzen, 1974

Voll, R.: Wechselbeziehungen von odontogenen Herden zu Organen und Gewebssystemen. ML, Uelzen 1977

Wander, R.: Die craniomandubuläre Dysfunktion, Internat. ICMART-Symposium, Berlin 2001

Yamamoto, T: YNSA – Yamamoto New Scalp Acupuncture. Springer, Tokyo 1997

Zieglgänsberger, W.: Der chronische Schmerz, in Jatros Neurologie 1 (1996) 25–29

Register

A

B

C

H

I, J

W

X, Z

Fallbeispiele

Den kompletten Film von Dr. med. Jochen Gleditsch über die Mundakupunktur können Sie wahlweise auf einer VHS-Kassette oder auf einer DVD mit integrierter Menüsteuerung unter folgender Adresse beziehen: Video-Commerz GmbH, Ainbrach 15, 94330 Aiterhofen,

Tel: 09422-3790,

Fax: 09422-4381

E-Mail: info@video-commerz.de

Internet: www.video-commerz.de

Hier eine kurze Inhaltsangabe des Videos/der DVD:
Sie erleben die Mundakupunktur, wie sie ihr Begründer
Dr. med. Jochen Gleditsch seit über 25 Jahren durchführt:
• die diagnostische Palpation,
• die instrumentelle Feindetektion und
• die ebenfalls von ihm inaugurierte „Very-Point-Technik".
Die gezeigten Behandlungsfälle veranschaulichen die vielseitigen Möglichkeiten der Mundakupunktur als somatotopisches Mikrosystem.
An den Vestibulumpunkten wie auch an den Punkten des Retromolargebiets wird die Injektionsakupunktur gezeigt. Aber auch extraorale Punkte, die Punkte des Lymphbelts sowie die Punkte des Dünndarmmeridians an der Hand werden mit einbezogen. Diese Punkte dienen zur Optimierung nahezu jeder Therapie bezüglich ihrer Wirkung auf den Lymphabfluss von Kopf und Hals sowie auf das Kiefergelenk und die Kaumuskulatur samt dem Mundboden.

Dauer ca. 110 Min., Empf. VK: Euro 129,--

Unter Vorlage des Kaufpreises dieses Buches erhalten Sie eine 50%ige Ermäßigung auf den Kaufpreis des Videos bzw. der DVD.